远离常见病系列丛书

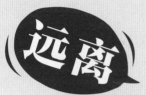

抑郁症

很简单

温长路 ◎ 主编

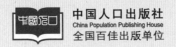

中国人口出版社
China Population Publishing House
全国百佳出版单位

图书在版编目（CIP）数据

远离抑郁症很简单 / 温长路主编 . —北京：中国人口出版社，2024.5
ISBN 978-7-5101-8949-4

Ⅰ . ①远… Ⅱ . ①温… Ⅲ . ①抑郁症－防治 Ⅳ . ① R749.4

中国版本图书馆 CIP 数据核字 (2022) 第 245455 号

远离抑郁症很简单
YUANLI YIYUZHENG HEN JIANDAN

温长路　主编

责 任 编 辑	张宏君
责 任 印 制	林　鑫　任伟英
插 图 绘 制	黄焱舞
出 版 发 行	中国人口出版社
印　　　　刷	小森印刷（北京）有限公司
开　　　　本	880 毫米 × 1230 毫米 1/32
印　　　　张	7.25
字　　　　数	135 千字
版　　　　次	2024 年 5 月第 1 版
印　　　　次	2024 年 5 月第 1 次印刷
书　　　　号	ISBN 978-7-5101-8949-4
定　　　　价	29.80 元

电 子 信 箱	rkcbs@126.com
总编室电话	(010) 83519392
发行部电话	(010) 83510481
传　　　　真	(010) 83538190
地　　　　址	北京市西城区广安门南街 80 号中加大厦
邮 政 编 码	100054

编 委 会

主　编：温长路

副主编：赵国东

编　委：
丁冬梅	马玉华	王大烨	王小媛	王艳艳
王明新	田利君	冯书丹	邢晶晶	刘飞宏
刘翠平	许永利	孙全义	孙艳萍	李　翔
李义静	李书连	李金红	李翔影	杨书义
张伟明	张汾燕	张葳蕤	陈　明	季红莉
金红星	庞学玲	赵飞燕	赵丽珍	

前 言 │ ❦

　　现代社会高速发展、社会竞争不断加剧，来自工作、生活等方面的心理应激因素逐渐增加。由此而产生的精神障碍——抑郁症也在逐年增加。特别是近年来，抑郁症已成为临床上一类常见疾病，其显著影响人的身心健康、社会交往、职业能力及躯体活动。

　　目前，有关抑郁症发病机制的研究取得了突破性的进展，抑郁症的诊断标准日臻完善，抑郁症的治疗效果越来越好、药物不良反应越来越少。中医药在抑郁症治疗方面的作用也逐渐被人们认可，单味中药、中药复方药及按摩、针灸治疗被越来越多地应用，这些治疗方法在降低西药的不良反应方面有其独特的作用。因此，选择正规的医院，制订针对个体的科学的治疗方案，培养患者的治疗依从性显得非常重要。

　　抑郁症是心理疾病的"第一杀手"，已成为自杀的重要原因之一。抑郁症不只是心理抑郁的疾病，而是大脑神经传导物质出现异常。任何人都有可能患上抑郁症，它虽然"知名度"较高，但常常被误解，就医率偏低，需要大家进一步认识与了解。

为了让人们更多地了解有关抑郁症的知识，尽量避免或减少抑郁症的伤害，我们组织了多名相关专家和一线医务人员精心编写了这本《远离抑郁症很简单》。

书中内容深入浅出，通俗易懂，既有专业性也有科普性，实乃广大抑郁症患者和家属的必备读物。然而，由于时间关系，加上水平有限，不足之处在所难免，诚请广大读者批评指正，以便我们再版时修正。

目 录

第一章
抑郁症基础知识

第二章

抑郁症的治疗

第三章

生活调节治疗抑郁症

第四章

中医特色治疗抑郁症

抑郁症
基础知识

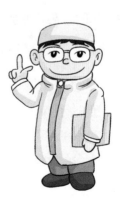

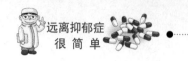
什么是**抑郁**

　　抑郁是一种情绪状态，主要表现为情绪显著下降，非常忧虑，感到自己没有什么价值（自我评价低）、自己责备自己（自责自罪）、不愿与人交往、对平时喜欢的活动没有兴趣或失去愉悦感。

　　抑郁虽然很大部分表现为情绪低落，但有时也是一种正常情绪。情绪与生俱来，通常表现为正面情绪和负面情绪，如快乐、兴奋、满足、喜爱、骄傲、积极等情绪都是正面情绪；而悲哀、忧伤、恐惧、愤怒、厌恶、悔恨、羞耻、消极等情绪都是负面情绪。

　　不管是正面情绪还是负面情绪，都属于正常情绪。人生不如意事十之八九，喜怒哀乐情绪波动都是再正常、再自然不过的了。60%～70%的成年人在一生中会经历程度不同的抑郁情绪，但这不等于患有抑郁症。

什么是**抑郁症**

抑郁症是一种以情绪显著而持久的低落为主，且伴有焦虑、身体不适和睡眠障碍，但无明显的运动性抑制和幻觉、妄想、思维与行为紊乱等精神病特征，也不会明显影响生活能力的神经症。

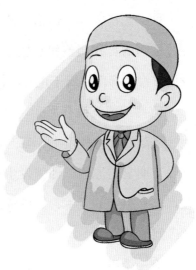

"持久"是指情绪低落时间至少一年，且其间至少有三分之二的时间心境恶劣，正常间隙期每次不超过两个月。"情绪低落"是指心境恶劣，自觉压抑、沮丧、忧伤或苦闷，常有想哭的感觉等。临床表现除情绪低落外，还伴有多种躯体障碍，如疲乏、无力、头痛、头晕、耳鸣、口干、心悸、胸闷、腹胀、便秘、多汗、各种头痛等，这些症状会随着心情的好转而改善。

3

抑郁与**抑郁症**有什么不同

　　在人的一生中，我们每个人都偶尔会因为失去什么或某些失望情绪而感到短暂的心情郁闷，如失业、失去亲人、天灾人祸、患病、高考落第、经济困难等，有时我们会觉得生活也许没有我们想象的那么美好，不自觉地或莫名其妙地陷入一种"悲伤"或"惆怅"的情绪当中。这种抑郁心境，在经过适当的自我调整和心理治疗后，即可得到纠正，这属于我们常说的抑郁，属于正常的情绪波动。

　　有些抑郁就没有那么轻松自如了，它们无论在持续时间上，还是在严重程度上，都与前者大为不同。甚至有些抑郁并没有明显的原因，即使发生高兴的事情也不会使人兴奋。在抑郁症患者的眼中，五彩缤纷的世界是个使人度日如年的"人间地狱"。

　　有一个患过这种疾病的人这样描述自己当时的感受："我就像身处一个漆黑无人的山洞中，甚至能感觉到黑暗不断压在我身上，我能看到不远处的洞口，洞口之外就是精彩的世界，那里时而阳光灿烂、时而乌云密布、时而风雨交加，但终归充满人气，但是这世界已无足轻重，因为它对我来说不再有任何意义、任何关联，我深陷在自己的痛苦、恐惧、焦虑之中，无法接触外面的世界……"随着抑郁的加重，这些患者不想做任何事情，甚至连起床、吃饭、穿衣服等日常活动都感到很困难，严重影响工作、生活及社交，相当多的患者因为不堪忍受现实的苦恼，产生"生不如死"的消极意念，并千方百计地寻求解脱的方法。就此而言，这种抑郁情绪不再是常见的、一过性的情绪低落反应，而是一种严重的心理疾病，在精神医学上称为抑郁症或者抑郁障碍。

抑郁症与精神分裂症有什么区别

常有抑郁症患者及家属在看见行为明显失常的精神疾病（如精神分裂症患者）后会焦虑地问医生，自己（或亲人）会不会变成精神分裂症。唯恐自己或亲人有朝一日变成行为明显失常、影响他人的严重精神疾病患者。根据目前的研究结果，回答是否定的，抑郁症不会变成精神分裂症，除

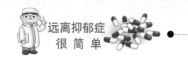
非诊断错误。

抑郁症和精神分裂症是精神科的两种不同的疾病。精神分裂症的发病主要与脑内一种叫多巴胺的神经递质功能不良有关，它的临床表现主要是思维和行为等的异常。而抑郁症主要与脑内 5 - 羟色胺和去甲肾上腺素两种神经递质的功能不良有关，临床表现主要是情绪低落、兴趣减退。

但是，有些精神分裂症患者的症状不太典型。他们的早期症状——思维、行为等异常不太突出，他们的伴随症状——抑郁情绪倒是先表现出来了。因此，这些患者一开始被诊断为抑郁症，随着疾病的进展，思维、行为方面的异常越来越"显山露水"了，这时医生就会将这些患者诊断为精神分裂症。这些症状的发现，取决于病史的采集、患者的合作程度，医生对这些症状的熟悉程度，以及医生的临床技能——交谈技巧。精神分裂症患者可因幻觉、妄想继发产生抑郁症状，出现情绪低落、严重时会发生自杀。反之，抑郁症患者病情严重时也可以发生片段的幻觉、妄想。

需要说明的是，如果精神分裂症和抑郁症同时存在，一般首先诊断为精神分裂症，因为精神分裂症比抑郁症更严重。或者诊断为精神分裂症伴抑郁症，在治疗上一般既用抗精神病药（如利培酮等），又用抗抑郁药（如氟西汀等）。

抑郁症在我国
发病状况如何

根据世界卫生组织（WHO）2020年对全球疾病的统计资料，抑郁症在中国所致的伤残生命年损失为6.9%，位列所有疾病的第二位，与西方发达国家接近。国内的流行病学资料显示人群抑郁症的患病率为3.2‰～5.9‰，明显低于西方国家。即使如此，以我国14亿人口计算，抑郁症的终身患病人数也达到520万，且只有不到一成的患者接受了相关的药物治疗。但在对综合医院就诊的门诊患者与住院的内、外各科患者问卷调查中发现，10%～30%的患者伴有抑郁症状，这一比例与国外资料近似，而这部分人群并没有得到应有的诊治。

据分析，我国抑郁症终身患病率较低的调查结果，不仅源于我们在流行病学调查中样本设计、样本数量、调查对象、统计分析等方面与国际上的差异，也与我们的宗教信仰、文化背景和对抑郁症认识的缺失有关。如同在现实生活中抑郁症患者人数尽管很多，但在人们的感觉上好像并没有那么

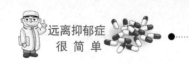
多，其根本原因在于：我国抑郁症患者躯体化主诉不适与情感表达和临床医师对抑郁症识别能力较低，即国人对抑郁症的认识还处于启蒙阶段。即使是许多医护人员对什么是抑郁症也不能正确认识，面对许多郁郁寡欢、病情严重的患者，不知道治疗方向在哪里。

世界卫生组织在 15 个国家和地区的合作研究发现，我国内科医师对抑郁症的识别率仅为 21%，明显低于其他国家的平均水平（55.6%）。

抑郁症有哪些危害

抑郁症患者多伴有社会功能下降，严重者常常不能正常工作、学习以及生活，也有可能由于社会歧视而失去工作学习的机会。因此，抑郁症的致残率相当高，给国家和家庭带来严重的经济负担。研究显示，重度抑郁症所致的疾病负担相当于失明或截瘫所致的疾病负担。据预测，2018—2028 年以致残水平和社会花费计算，抑郁症将仅次于缺血性心脏病，成为第二位疾病。

自杀是抑郁症最严重的后果。美国的相关资料显示，抑郁症人群中的年自杀率为 83.3/10 万人，是一般人群年自杀率（11.1/10 万人）的 7.5 倍。在中国，年自杀率约为 22.2/10万人。在自杀者中，抑郁障碍人群占 40%～70%，占有相当大的比重。

抑郁症可以治愈吗

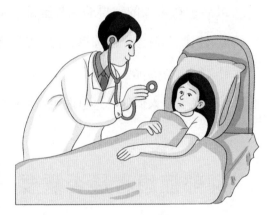

在日常生活中，我们可以见到一个平时开朗、自信、充满活力、爱说、爱动、爱唱歌的人，从某一天开始，逐渐出现头痛、失眠、心情差等症状。慢慢地，他几乎天天都感到头痛、头晕、全身乏力；昨天腰痛，今天腿痛，明天说不准哪一块儿疼痛；经常提不起精神，精力缺乏，工作力不从心；讲话明显减少，很少与人交往；记忆力下降，脑子里空空洞洞，常双目凝视，面无表情；胃口差，进食后上腹发胀，长期便秘，体重明显下降；晚上难以入睡，多噩梦，早上四五点就醒了，眼睛望着屋顶；曾多次产生自杀念头。

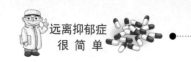

他可能就诊过多家综合性医院，多项相关检查均显示无器质性病变，被诊断为"神经衰弱""脑衰弱综合征""职业枯竭"或"亚健康状态"等，服用过多种补脑药及其他中西药物，做过多种治疗，毫无效果。曾有人建议他到治疗精神疾病的专科医院，被他严词拒绝，他认为自己不是"疯子"，而精神病医院则是给"疯子"治病的地方。

最后，在家人的一再劝说甚至是强迫下，才不得不来到"精神病医院"就诊，被确诊为抑郁症。经过两个月的抗抑郁治疗后，前面说的那些症状一一消失，情绪很快就重新振作了起来，像换了个人似的。这也说明，抑郁症是可以治愈的。

抑郁症患者是否需要

住院治疗

抑郁状态时，患者心情很差，情绪低落，悲观失望，甚至觉得生活没有意义，严重时可有自杀的危险。因此，对于病情严重的抑郁症患者一定要接受住院治疗，在住院情况下不但能够更好地防范患者自杀，而且系统的药物治疗、心理治疗也可以帮助患者早日恢复健康。

有的家属担心患者被限制在病房里，不如在家自由，可能会因此"憋得更厉害了"，或者担心受其他患者的影响，担心患者之间会相互干扰，甚至会"越住越重"。其实，这些担心是完全没有必要的。

住院期间，患者可得到更仔细、更准确的观察，医生也可根据病情采取更积极的治疗措施，如治疗中出现不良反应也能得到更及时的处理。此外，患者从其他患者康复的经验中也能获得治疗的信心。住院期间，医护人员会根据不同患者的病情采取不同的治疗和护理措施。因此，住院治疗只能促进患者的康复，而不会"越住越重"。

抑郁症的早期症状有哪些

具备情绪低落、思维迟缓、运动抑制三大典型症状的患者并不多见。很多患者只具备其中的一点或两点，严重程度也因人而异。心情压抑、焦虑、兴趣丧失、精力不足、悲观失望、自我评价过低等，都是抑郁症的常见症状，有时很难与一般的短时间的心情不好区分开来。

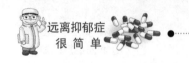
（1）抑郁心境程度不同，可从轻度心境不佳到忧伤、悲观、绝望。患者感到心情沉重，郁郁寡欢，度日如年，痛苦难熬，不能自拔。

（2）精力丧失，疲乏无力，做一些类似洗漱、着衣等生活小事也困难费劲，力不从心。患者常用"精神崩溃""泄气的皮球"来描述自己的状况。

（3）丧失兴趣是抑郁症患者常见症状之一。丧失既往生活、工作的热忱和乐趣，对任何事都兴致索然。体验不出天伦之乐，对既往爱好不屑一顾，常闭门独居，疏远亲友，回避社交。患者常主诉"没有感情了""情感麻木了""高兴不起来了"。

（4）自我评价过低。患者往往过分贬低自己的能力，以批判、消极和否定的态度看待自己的现在、过去和将来，这也不行，那也不对，把自己说得一无是处，前途一片黑暗。有强烈的自责、内疚、无用感、无价值感、无助感，严重时可出现自罪妄想、疑病妄想。

（5）患者呈显著、持续、普遍抑郁状态，注意力难以集中、记忆力减退、脑子迟钝、思路闭塞、行动迟缓，有些患者则表现为不安、焦虑、紧张和激越。

（6）消极悲观。感到生活是负担，不值得留恋，以死求解脱，产生强烈的自杀念头和行为。

（7）躯体或生物学症状。抑郁症患者常有食欲减退、体重减轻、性功能低下等生物学症状，这些很常见，但并非每个患者都出现。

（8）睡眠障碍。典型的睡眠障碍是早醒，比平时早2～3小时，醒后不复入睡，陷入悲哀气氛中。

（9）心境有昼重夜轻的变化。清晨或上午陷入心境低潮，下午或傍晚渐见好转，能进行简短交谈和进餐。昼夜变化现象发生率约50%。

患者情绪低落的
表现有哪些

情绪低落是抑郁症的常见症状之一。平时人们的情绪受生理、心理、社会等多方面因素的影响会出现一定范围的波动，这是正常现象。一种比较持久的、影响人的整个心理状态和精神活动的情绪状态，心理学中称为心境。当人们处于某种心境时，就像戴了一副"有色眼镜"一样，对外界事物也就

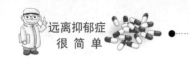

赋有某种情绪色彩。

患有抑郁症的人心境都不佳，情绪很低落，看待任何事物都提不起兴趣，总是感到没意思，高兴不起来。心情十分沉重，整天唉声叹气，长吁短叹。看别人的生活是暗淡无光，难以理解他人来去匆匆地生活有什么真正的意义；看自己是行尸走肉，魂不附体，认为自己是世界上多余的生命，毫无存在的价值。感到消沉和无望，更谈不上有任何喜悦感，甚至可达到厌世的地步。不少抑郁症患者经常有"抽泣感"，如同孩提时期号啕大哭后残留的悲伤感，但实际上是想哭也哭不出。也有些患者却变得非常容易哭，整天哭哭啼啼，甚至哭肿了双眼。

情绪低落的人也会常常思索心境恶劣的原因，或许他们把自己的情绪状态和某些倒霉、不顺、不称心的生活和工作中的挫折事件联系在一起。但实际上更多的人对引发自己心境不好的事情已不是很在乎，但持续的低落情绪状态使他们也为此感到困惑。虽说过去的事情已经过去，但低沉、悲伤、无奈、恍惚的隐忧却迟迟难以消散。

抑郁症患者脸部

表情有什么变化

对于抑郁症患者的脸部表情大家并非很陌生，只是熟视无睹而已。看到患上抑郁症的人的第一印象就是"苦相"。对于这种表情有很多学者进行了大量的研究，并归纳为以下一些特征：

（1）双侧眼皮下垂，眉毛经常倒挂，这是悲伤的表情。双侧嘴角往下垂落，下嘴唇的沉落显得有些�’嘴，这是悲伤的特征。

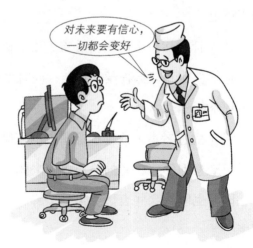

（2）眼圈发黑、发紫，眼眶有些轻度水肿。这是患者失眠所致，特别是整夜失眠或经常早醒的患者眼圈颜色的反应更加明显。

15

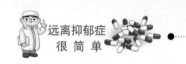
（3）鼻子上出现较多的皱纹，当下嘴唇往外突出时上嘴唇会有些上翘。这是患者对他人及环境抱有一丝厌恶。

（4）脸部的皮肤显得萎黄、干燥、无光泽。皱纹随体重的急剧下降而增多。年轻患者若原有青春痘，此时青春痘会变得更多、更红。

（5）脸上几乎没有笑容，即使是有笑，也是强作笑脸，被动的笑。不可能出现开怀的笑、大声的笑、豪爽的笑。

（6）哭是抑郁症患者的常见表情，但多半是欲哭无泪或流泪不止。虽然痛苦已被掩饰，但哭脸却一直反映在脸部的表情上。

观察抑郁症患者的表情有着重要价值，不仅是对抑郁症患者抑郁性质和抑郁程度的评估；同时也是对抑郁变化、好转的评估指标。

抑郁症患者本人或抑郁症患者的家属及亲朋好友，都可以凭借观察抑郁症患者的脸部表情来体会他们内心的痛苦感受，同时也能从这些表情变化中了解患者是否已走出抑郁的阴影。

抑郁症患者食欲有什么变化

　　食欲减退是抑郁症的一个常见症状。轻者只是食欲减退，严重者则食欲完全丧失。由于食欲减退或缺乏，患者进食量明显减少，其结果是体重也明显减轻。食欲降低或缺乏可由其他疾病尤其是严重躯体疾病引起，因此它是一个非特异性的症状。如果患者以食欲减退或缺乏为主诉，还是应该先考虑由躯体疾病所致。如果患者有长期食欲降低或缺乏而又找不到原因，应想到有抑郁症的可能；如同时还有抑郁症的其他症状，如心情压抑、疲乏和体重减轻，以及脑子里出现消极观念，就可以判断患者得的是抑郁症，食欲缺乏是由抑郁症所致。

抑郁症患者神态有什么变化

　　抑郁症患者由于情绪低落、缺乏精力和疲乏，可出现活动明显减少。有少数患者可出现明显的迟钝，严重者可达

到亚木僵或木僵状态，表现为全身僵滞于一种固定的状态，不动也不说活。木僵状态是一种综合征，可由不同原因引起：由抑郁症引起者称为抑郁性木僵，由精神分裂症引起者称为紧张性木僵，由强烈精神因素引起者称为心因性木僵，由器质性因素（包括中毒）引起者称为器质性木僵。因此，遇到木僵状态时，需要进行鉴别。

心因性木僵较容易识别：它由强烈的精神刺激引起，而且持续时间较短。器质性木僵由器质性疾病尤其是中枢神经系统疾病或中毒引起，是有器质性疾病或中毒的证据。抑郁性木僵与紧张性木僵的鉴别较困难，有时甚至十分困难。不过抑郁性木僵很少达到完全性木僵，肌张力不高，姿势不怪异，也保持大小便的自理能力。在木僵状态时能观察到抑郁表情和流泪也提示为抑郁症。

木僵发作之前的病史和症状也有助于鉴别：有抑郁发作者支持抑郁性木僵，有精神病性障碍史者支持精神分裂症。

出现木僵的抑郁症称为木僵性抑郁症，木僵性抑郁症是一种严重抑郁症，需要予以积极治疗。

抑郁症患者兴趣发生什么变化

　　兴趣丧失是抑郁症的主要症状，而且还是诊断抑郁症的主要依据之一。较轻的抑郁症患者只是感到兴趣降低，严重的抑郁症患者则可出现兴趣完全丧失。开始的时候患者只是对平常的工作感到厌烦，或者没有热情和动力；进而对自己的爱好也表现出没有兴趣。

　　抑郁症患者对性生活的兴趣或者性欲也常常会降低，严重者可完全丧失。很多抑郁症患者同时体验到乐趣降低或丧失，即在进行自己爱好的活动时体验不到乐趣。由于兴趣和乐趣的降低或丧失，加上明显的疲乏感，患者的各种活动明显减少。患者可能勉强完成那些必须做的事情，而尽量推掉那些烦琐的工作，也不愿接受新任务。

　　患者的社交活动也明显减少，尽量回避参加各种社交活动，甚至为了回避熟人而宁愿绕路。如将患者勉强拉到社交场合，患者也只是感到兴致索然，常常独坐一处，不愿参与进去。

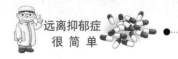

抑郁症患者日常**行为**
有什么变化

→ 不动

抑郁症患者表现得很懒散，不想动弹，所以常常是赖床、很少出门、不做家务。原本勤快利索的人变得无所事事，不想做事，不想上学，不想上班，不想活动。他们会讲出一些不成理由的理由，但劝说只能使其口头答应，在行动上却是毫无起色。

→ 不看

不看，包括不看电视、报纸、杂志、网络、电影等日常生活中原本感兴趣的内容。抑郁的人会觉得这些内容都没啥意思，发生在他人和周围环境中的一切与自己似乎有一层隔阂，无兴趣关心，更谈不上有共鸣和欣赏。

→ 不洗

懒散邋遢是抑郁症患者的又一特征表现。平时很爱干净的人在抑郁状态下却判若两人。洗脸、洗脚、洗澡、换衣都成了他们的负担。有的甚至在夏天可以很多天不洗澡，搞得浑身发臭。家人都会抱怨抑郁症患者的这种"懒"，但抑郁的人却常常对此无动于衷。

→ 不访

抑郁的人常常不愿与人交往，就连亲朋好友的聚会他们都会一概拒绝，其理由是"实在没啥意思"。而真正的阻力来自抑郁所致的内动力不足。他们对于热闹会有一种抵触，似乎清静才是唯一的需求。然而，毫无兴趣的独处并不能提升他们的乐趣。

→ 不谈

沉默寡言是抑郁症患者兴趣减退的又一表现。大家都会感受到抑郁的人心情很沉闷，交谈很被动，话语很简单，内容很贫乏。这种表现与其正常状态形成很大的反差。人们会说，他好像变了一个人。

→ 不吃或多吃

抑郁的人对于饮食常常是感到"倒胃口"。吃饭不香，

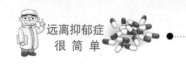
不吃就饱。有的懒得做饭，吃得马马虎虎，得过且过。有的抑郁症患者却是一反常态，变得一时性暴饮暴食，难以收敛。因为多食对某些患者可获得暂时性的"抗抑郁"功效。

→ 不思死

一般人都以为抑郁的人会想到自杀或实施自杀。但处于极其严重抑郁状态的人，其兴趣降低会影响到他对实施自杀的动力，也就是说"对于自杀也缺乏兴趣"。这实际上是一种极度危险的状况，因为此种情况下若因某些内外因素使之稍有缓解，就成为最容易出现自杀行为的阶段。

抑郁症患者情绪

有什么变化

说起抑郁症，一般的人都以为处在抑郁状态的人情绪是低落的，心境是恶劣的，想法是消极的，行为是退缩的。但有一种情绪和行为现象很容易被大家忽略，这就是激怒。

所谓激怒就是很容易因一些不足挂齿的小事引发他（她）大发雷霆。很多患有抑郁症的人都有这样的感受，觉得自己的"无名火"特别大，常常为了一些小事发很大的脾气，不仅是情绪激动，态度暴躁，甚至会做出失控的行为，如打骂别人、砸坏物品和家具等。

比如，有一个抑郁症学生，因一时的激怒与老师争执，不仅语言伤人还撕毁了老师的备课笔记。过后校方要这位学生做检查，向老师赔礼道歉，还给学生记了一个"大过"。但大家都未能关注和理解学生的激怒来源于他的抑郁症病态。

夫妻中有一方有抑郁症，另一方也会为此头痛，会体会到配偶"不是一盏省油的灯"，会为了一些小事的激怒而损害了夫妻的感情。

一般来说，抑郁症患者在事后都能意识到自己的脾气太过分，也很想改变这种激怒的状态，但事实上如果抑郁症没有根本好转，这种症状也难以消除。

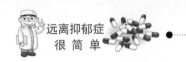

抑郁症患者**睡眠**失调
有哪些表现

睡眠失调是抑郁症的特征性表现，90％的抑郁症患者伴有睡眠障碍。抑郁性失眠有以下一些特征：

→ 醒得很早

"早醒"是指比平时习惯苏醒的时间明显提早的觉醒，早醒虽然没有确切的时间范围，但临床中最多见的是下半夜2～4点钟醒来。这种觉醒没有什么外界因素，突然醒来，醒后脑子显得很清晰，睡意几乎消失。

→ 困而不睡

一般早醒以后虽然感到疲劳，有再入睡的愿望，但却难以再进入深睡眠。于是便思绪万千，不由自主地东想西想，想过去，想现在，想将来，可以一直想到天亮。思绪有内容，无目的，有条理，无色彩。有时努力控制自己不想，但等天亮的时间却是更加难熬。

→ 睡睡醒醒

有的早醒是以"睡睡醒醒"的状态出现。醒后要过些时间才能再次入睡，但总是迷迷糊糊，睡得很浅。有时在浅睡中又会突然醒来。甚至后半夜都是在"睡睡醒醒"中度过，为之十分烦恼。

→ 白天恍惚

很多有过"早醒"经历的人都会体验到连续的早醒对心身状态的严重影响。一般都以为晚上睡不好的人，白天会显得很困，会有补偿性的睡眠。但实际上却恰恰相反，睡眠不足的人白天还是睡意不浓，总是处于恍惚、疲劳、不适、烦躁、懒散的状态。

抑郁症患者的症状
有什么变化规律

很多患过抑郁症的人都有相同的体会，就是在一天中自己的情绪有比较明显的起伏性变化。这是抑郁症症状中很有特征性的一个表现。其起伏变化的规律通常如下：

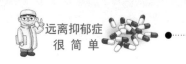

→ 早晨最难熬

早晨是抑郁症患者最难熬的时光。不少患者四五点钟已经醒来，有的可能还要更早些。用他们的话来表述就是："胡思乱想，迷迷蒙蒙等天亮。"由于睡眠质量很差，觉得疲劳不堪，所以就很不想起床，于是就"捂被子，赖床"，有的甚至不想上学或上班。即使勉强起床，身心状态也极差，感到疲劳、消沉、郁闷和无奈。抑郁症患者常常认为这样的感受是"比死还难过"。

→ 上午忍受煎熬

整个上午是一个忍受煎熬的时段，上班时在岗位上浑浑噩噩，得过且过，干事不在状态，又很难向别人倾诉。实际上，他们自己也很想振作精神，但往往心有余而力不足。

→ 午后稍稍减轻

午饭以后，患者的精神状态会开始变好，心理压力会逐渐减轻。这种转变是缓慢的，不知不觉的，也谈不上受什么外来因素的影响，但心理的难受程度有所缓解。

➡ 黄昏时有所好转

到了下午四五点钟，抑郁的人会感到情绪开始变得轻松，有种缓过气来的感觉。疲乏感减轻，稍有兴趣，晚饭前可做点家务，与家人也开始有些主动的交流。

➡ 晚上状态尚佳

吃过晚饭后，抑郁症患者会感到这是一天中最美好的时光，似乎阴霾已经驱散，又恢复到正常的状态。看电视、读报纸，能做一些感兴趣的事，与他人的交谈也显得轻松自在，不再是满脸晦气、愁眉苦脸了。家人也会觉得他（她）没事，还会错误地认为晚上他（她）的状态那么正常，哪里谈得上患有抑郁症。

➡ 睡前焦虑又起

好景不长，没过几小时又得上床睡觉了。此时他（她）又会开始感到焦虑，担心自己是否能很快入睡，担心明天是否会早醒，担心明天白天自己的状态会怎样。这种担心会引起情绪的低落，会影响入睡前的心情，会联想到许多有关近阶段心理状态的变化和处境。这些状况实际上是次日抑郁的先兆。抑郁就这样开始迈进情绪行为起伏的又一天。

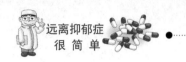
抑郁症患者会有**慢性**疼痛吗

抑郁症患者也可伴有慢性疼痛，主要有以下一些特点：

第一，这种疼痛可出现于躯体的任何部位，有时是多部位多发性的疼痛。性质可以是钝痛和锐痛，也有刺痛和胀痛现象，但往往都是含糊不清，变化无常。

第二，这些躯体持续的疼痛很难以躯体器质性疾病来解释，因为疼痛的部位与身体的神经解剖部位不一致。有的患者说自己疼痛的部位在皮肤下，有的说疼痛已透入骨髓。虽然听起来患者的表达似乎有些失真或是夸大，但事实上他们的感受是真实的，痛苦是难忍的。其他人，甚至包括家人都难以相信和不能理解这种痛苦。

第三，抑郁伴有的疼痛常常是某些生活应激事件激活所致，疼痛或许能表达他们内心的冲突和痛苦，同时又能使他们回避某些对自己不利或是有威胁的事情和情境。另外，疼痛也有可能使患者得到某些社会支持、家庭关怀、经济补偿，或是某些特殊的心理行为方面的满足。

抑郁症患者会有
"心慌心悸" 表现吗

"心慌心悸"是抑郁症患者最常见的躯体症状。抑郁症患者的"心慌心悸"可能有两种不同的情况。一种是由心率加快引起的"心慌心悸"，此时可以测到心率加快。另一种是患者将心里的难以描述的不适认为"心慌心悸"，此时不伴有心率加快。前者可由焦虑引起，尤其是见于惊恐发作时；还可以由药物，如三环类（如阿米替林、多塞平、丙咪嗪等）引起。后者可能与抑郁症有关，为抑郁症的躯体表现。

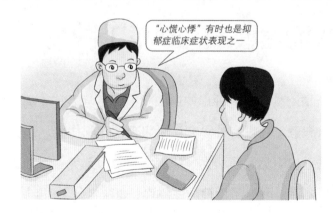

有"心慌心悸"的抑郁症患者常常怀疑自己有心脏病，并反复去医院检查，但又找不到心脏病的证据。因此，患者

可能长时间得不到正确的诊断和适当治疗，并有可能被诊断为"心脏神经官能症"，甚至可能会认为"没有病"或"想出来的病"。其实，这不是"没有病"，更不是"想出来的病"，而可能是抑郁症的躯体表现。因此，当患者有明显"心慌心悸"而经各种检查又找不到心脏病证据时，应去精神科或心理咨询科就诊，以免延误治疗。

需要指出的是，"心慌心悸"这类躯体症状对抑郁症没有诊断意义，还需要根据患者有心境低落、兴趣减低和其他抑郁症状才能作出抑郁症的诊断。应特别注意的是，有些患者常常将心情不好和"心慌心悸"的关系颠倒，认为心情不好是由"心慌心悸"引起的。

抑郁症患者会出现幻觉吗

所谓幻觉，是一种虚幻的知觉，即感觉器官（听、视、嗅、味和触）在没有外界刺激时出现的知觉体验。幻觉分为听幻觉、视幻觉、嗅幻觉、味幻觉和触幻觉等。幻觉属于精神病性症状，多见于精神病性障碍，如精神分裂症。听幻觉，或幻听，是最常见的幻觉。

幻觉不是抑郁症的特点，但抑郁症严重的患者也可以出现幻听。抑郁症的幻听与精神分裂症患者的幻听有所不同：抑郁症患者的幻听多为一过性，而且多出现在情绪低落严重时，幻听内容不怪异，多与情绪低落有关，最常见的是听到责备性的内容。幻听是精神分裂症的主要症状，存在的时间长，常常一开始就有，幻听的内容怪异，与情绪低落没有关系。

抑郁症患者为什么会有自杀念头和自杀行为

对于患有抑郁症而又伴有自杀念头和自杀行为的患者，若要问他为什么要自杀，他们中的绝大部分人的回答是"生不如死"。大部分人在理解这种回答时一般会错位地以为"求死"是抑郁自杀者的目的。其实，这是一种误解，他们想结束生命的目的并不是停止生命，而是想早些结束自己的痛苦。

好多抑郁症患者对生活已失去信心，对将来失去希望，对环境失去留恋。想自杀的抑郁症患者都有一些特殊的想法。

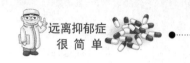

其一，比死难过。抑郁症患者不仅是情绪低落，对事物缺乏兴趣，躯体的不适也是一个很有摧残性的打击。想睡睡不着，刚刚入睡 1～2 小时却突然醒来，然后胡思乱想地等天亮。白天浑浑噩噩，晕晕乎乎，食欲不振，浑身乏力，周身不适，加上能力下降，效率低下，说不上自己过的是什么日子。

其二，连累别人。认为自己的不良状态对家人或其他人都是负担和连累。对其他人对自己的照顾感到愧疚，认为自己是一个不值得被大家关爱的废物，只会拖累大家，浪费大家的精力和物力。

其三，没有指望。患者也有过求医的动机和行动，但往往因多种原因，没有被识别和重视，加上处理也不力，身心问题迟迟没有好转，甚至还有加重的情况。他们认为自己无能为力，医生也不过如此，家人更是束手无策。

以上的思维模式被称为"抑郁认知三联症"。这些想法会加剧抑郁的程度，对自杀的念头进一步构成一种强化。

另外，自杀念头又有一定的生物学基础。研究表明，有自杀念头的人其血液中能检测到一种特殊的血清素。所以患者"生不如死"的想法并非不能理解，这是身心抑郁状态的一种客观反应，是疾病的一种症状表现。

导致抑郁症发生的

因素有哪些

通常情况下，抑郁症的发生是由多种因素共同导致的，与遗传因素、社会心理因素、性格因素、神经内分泌功能失调以及躯体疾病等有较密切的关系。

➡ 遗传因素

遗传因素在抑郁症产生上有一定的作用，如果直系亲属中有人有抑郁症病史，此类人群抑郁症的患病率就相对较高。

➡ 社会心理因素

首次发病的抑郁症患者半数以上可与社会心理因素有关。现代生活节奏加快，工作生活压力越来越大，是造成抑郁的重要原因之一。丧偶、严重的家庭关系不和、人际关系紧张、经济困难，或生活方式的巨大变化都会诱发抑郁症。

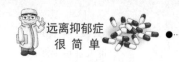
→ 性格因素

研究表明，平日里优柔寡断、多愁善感、内向悲观等性格特点的人易患抑郁症，心理承受能力弱的人也容易患上抑郁症。

→ 神经内分泌功能失调

研究发现，抑郁症患者存在下丘脑 - 垂体 - 肾上腺轴功能异常，脑部神经递质失衡是抑郁症发病的重要因素。人体内含有 5 - 羟色胺、去甲肾上腺素、多巴胺、氨基酸等多种神经递质。这些递质水平升高、降低或比例失衡均可导致抑郁症的发生。

→ 躯体疾病

抑郁症的发生有时与躯体疾病有关，一些严重的躯体疾病，如脑中风、心脏病、糖尿病、甲状腺功能亢进、恶性肿瘤、不孕不育等常常引发抑郁症，并使原来的疾病加重。

药源性抑郁症有哪些特点

某些药物也是引发抑郁症的不可忽视的重要因素，而由药物引起的抑郁症就称为药源性抑郁症。

药源性抑郁症一般有以下特点。

（1）既往有情感性疾病史者容易患病。

（2）出现抑郁症前，患者大多有静坐不安、心神不宁等反应。

（3）患者常有一种"讲不清楚的难过"，常表现为情绪不稳、波动性焦虑、烦躁，对事物缺乏兴趣爱好和自信心，精力下降，睡眠障碍，严重者可导致自杀。

（4）抑郁症状出现的时间可在用药后不久，多数在用药后数日至两年之内发生，且用药量越大越易发生抑郁，减量使用或停药后，抑郁症状可逐渐缓解，再次使用该药又可诱发抑郁。

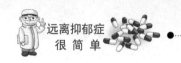
手术后患者为何
易患抑郁症

手术前的患者多半为手术的创伤、结果而焦虑。手术后的患者却为持续的疼痛、病变的定性、创口的愈合、机体的功能恢复以及社会环境的再适应而烦恼。研究表明，约有50％的术后患者产生抑郁情绪，

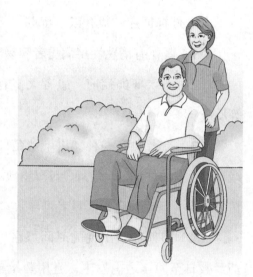

而老年人在术后更容易得抑郁症。

造成手术后患者抑郁的原因是多方面的，与患者的心理素质、疾病的性质、手术的大小、手术过程的顺利程度、康复的快慢等因素有关。手术本身是一个多重的刺激，是一项重大的社会生活事件，会构成患者强烈的机体反应和心理反

应。不同的手术对患者有不同程度的心理影响，例如女性的乳房切除术、甲状腺切除术、绝育手术、子宫全切术、肠切除术、截肢手术等更容易引发抑郁症。

手术后患者的抑郁症状有各种表现形式。在情绪方面可表现为情绪低落、紧张和焦虑不安、容易激怒，在躯体方面可表现为持续性疼痛、周身不适、失眠早醒、食欲不振。在行为方面可表现为优柔寡断、行动减少。

有一种手术后的抑郁情况很容易被患者、患者家属甚至外科医生所忽视，这就是患者手术后的进行性虚弱。大家常常以为这是患者的体质差，经受不住手术创伤的打击，但实际上是患者存在"隐匿性抑郁"。这种抑郁没有典型的抑郁症表现，却主要以躯体的各种症状为特征。这种情况可以严重到危及患者的生命，因为患者的身体经不起持续的消耗而日益衰竭。

手术成功只是第一步，如果手术成功，但患者的抑郁心境不能消除，患者的康复也会功亏一篑。

老年人为什么易患抑郁症

许多人认为人老了多少会出现一些抑郁，老年人都饱经沧桑，老年抑郁理当属于衰老的组成部分，其实这是误解。如今，老年人患抑郁症者日益增多，抑郁症已成为影响老年人生活质量的大问题。

权威调查表明，在曾经罹患抑郁症的老年人中，5％的老年人能自身独立健康地生活，15％的老年人病情趋于慢性化，20％以上的老年人常常会想到死亡。在那些患有癌症、心脏病、脑卒中的老年人中，抑郁症更是普遍存在。老年人所患的抑郁症十分容易被忽视，通常有以下一些原因。

→ 被疾病疏漏

随着年龄的增大，老年人患慢性疾病的情况有所增多，如高血压、心脏病、老年慢性支气管炎、胃溃疡、肾病、关节炎、糖尿病、肿瘤等。这些疾病往往迁延时间长，治疗效果一般，这些都会使人感到无能为力，力不从心，心情沮丧。另外，有些疾病本身存在抑郁的症状，如阿尔茨海默病、帕金森病等。这些疾病能引起与抑郁症类似的症状，如乏力、睡眠障碍、注意力困难、悲观焦虑、食欲不振等。所以有时就很难区分是疾病的抑郁表现，还是疾病并发的抑郁症。因此，老年人容易在关注躯体疾病时忽视心理问题的存在。对提示抑郁症有价值的迹象有：社会功能的退缩，失败无望或应受惩罚的感觉增强，对生活缺乏意义，经常想到自杀等。帕金森病和阿尔茨海默病与抑郁症关系密切，有研究发现，前者患病人群的50%、后者患病人群的35%会患上抑郁症。

➡ 被药物引发

许多老年人需要规律地服用多种药物以治疗自己的躯体疾病。有些药物能加重或引起类似抑郁症的症状，如心血管药物［普萘洛尔（心得安），利血平］，激素（肾上腺素，糖皮质激素），甲基多巴、左旋多巴等。但是每种药物不良反应的个体差异性很大，所以因药物引发抑郁的程度也会有较大的区别。

➡ 被不适掩盖

典型的抑郁症都有较深的持续性情绪低落和消极悲伤，而老年人的抑郁却不是十分典型，看不出心境的恶劣，也没

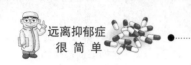
有想自杀的念头，取而代之的是持续性的疲乏，无缘无故的体重减轻，睡眠节律紊乱，食欲变差，经常五更泄泻，注意力和记忆力下降等。所以，老年人的抑郁症很容易被家人和普通医生忽略。许多老年人也都关注和强调他们只是感到疲乏消瘦、睡眠差等不适而否认自己已患有抑郁症。

→ 丧偶

在有压力的社会生活事件中，丧偶对人造成的心理创伤最大。丧偶后，家庭结构、亲情关系、经济情况、起居环境都会随之而发生很大的变化。适应新的环境和处境对心身是一个考验，度过这个适应性生活阶段需要 1 ～ 2 年的时间。因此必须懂得在这段时间内存在罹患抑郁症的危险，不要以为丧偶心境不好是理所当然的。

患抑郁症与职业有关系吗

人们的职业性质与情绪和心境有一定的关系。在众多的职业类型中，有一些工作更容易构成人们产生抑郁的环境因素。

➜ **具有时间紧迫及人际竞争激烈的工作**

如商务、经营、工程及定期需要规定业绩的工作。

➜ **需频繁调动工作地点及内容的工作**

工作者需要不断地适应新环境及新的人际关系，这会给人造成很大的压力。

➜ **缺乏合作伙伴的工作环境**

工作压力及责任找不到人可以共同承担，一旦有困难，只能独自承受，压力难以排解。

➜ **缺乏社会认同感**

从事社会价值观评价较差的工作，会使人产生付出很多，而收获却微乎其微的感受，时间长了就容易心情郁闷。

➜ **作息不正常的工作**

如轮班、熬夜、经常换时差等工作，容易影响生物钟，造成机体内在失调，心身长期处于慢性疲劳状态，易引发抑郁症。

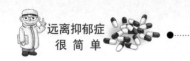
如何 **自我** 识别抑郁症

抑郁症的三大特征性症状是：情绪低落、兴趣缺失和精力下降。这种感觉占据一天中的绝大部分时间，持续至少两周，影响生活和工作质量，且多伴有睡眠障碍、焦虑或者反应迟钝、无价值感或自我罪恶感、体重减轻或增加、注意力不能集中或者决策困难、有死亡或自杀的念头。

如何 **自测** 是否患了抑郁症

伯恩斯抑郁症清单（BDC）是由美国新一代心理治疗专家、宾夕法尼亚大学的戴维·伯恩斯博士设计的抑郁症自我诊断表，通常用来帮助患者快速诊断出是否存在抑郁症。

测试者可根据以下情况评分：没有得 0 分；轻度得 1 分；中度得 2 分；严重得 3 分。

抑郁症自我诊断表

症状	具体表现	没有	轻度	中度	严重	得分
悲伤	一直感到伤心或悲哀					
泄气	感到前景渺茫					
缺乏自尊	觉得自己没有价值或自以为是一个失败者					
自卑	觉得力不从心或自叹比不上别人					
内疚	对任何事都自责					
犹豫	在做决定时犹豫不决					
焦躁不安	这段时间一直处于愤怒和不满状态					
对生活丧失兴趣	对事业、家庭、爱好或朋友丧失了兴趣					
丧失动机	感到一蹶不振、做事情毫无积极性					
自我印象可怜	以为自己已衰老或失去魅力					
食欲变化	感到食欲不振，或情不自禁地暴饮暴食					
睡眠变化	有失眠症，整天感到体力不支，昏昏欲睡					
丧失性欲	丧失了对性的兴趣					
臆想症	经常担心自己的健康					
自杀冲动	认为生存没有价值，或生不如死					

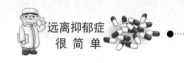

测试完之后，算出总分并评出自己的抑郁程度：0～4分，为没有抑郁症；5～10分，偶尔有抑郁

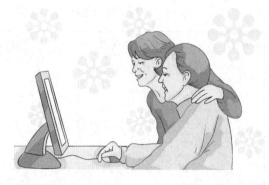

情绪；11～20分，有轻度抑郁症；21～30分，有中度抑郁症；31～45分，有严重抑郁症并需要立即治疗。假如通过抑郁症自我诊断表测出自身患有中度或严重的抑郁症，建议赶紧去接受专业治疗。

临床诊断抑郁症的
要点有哪些

抑郁症以显著而持久的情绪低落为主要表现，抑郁发作时，在情绪低落的基础上，伴有思维迟钝和意志活动减少，大多数患者的思维和行为异常与低落的心境相协调。一般认为，抑郁症发作时应至少存在以下几项症状中的4项，而且持续两周还不能缓解，并且影响了平时的正常生活：

①兴趣丧失，没有愉悦感。

②精力减退，常有无缘无故的疲乏感。

③反应变慢，或者情绪容易激动、亢奋，也容易被激怒。

④自我评价过低，时常自责或有内疚感，这也是导致患者自杀的主要原因。

⑤联想困难或自觉思考能力下降，对一些日常生活小事也难以决断。

⑥反复出现想死的念头或有自杀、自伤行为。

⑦睡眠障碍，如失眠、早醒或睡眠过多（据研究，80%的抑郁症患者具有睡眠障碍）。

⑧食欲降低或体重明显减轻。

⑨性欲减退。

可伴有躯体不适症状。抑郁发作时，躯体症状较为多见，如出现早醒、食欲减退、体重下降、性欲减退及抑郁心境表现为昼重夜轻的节律性改变。大多具有发作性病程，在发作间隙期精神状态可恢复病前水平。既往有类似的发作，或病程中出现躁狂与抑郁的交替发作。

特别是一级亲属有较高的同类疾病的阳性家族史，躯体、神经系统和实验室检查无阳性结果。

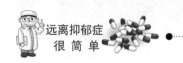
抑郁症按照病因如何分类

→ 原发性抑郁症

原发性抑郁症又分为单相抑郁症和双相抑郁症。以往无其他精神疾病或躯体疾病，其中每次发作均为抑郁者，叫作单相抑郁症；如果病史中有过躁狂发作，即情绪高涨、眉飞色舞、谈笑风生、思维加速、动作增多、睡眠需求减少，那么这种抑郁症称为双相抑郁症（躁狂抑郁症）。

→ 继发性抑郁症

在使用某种药物后或在患器质性脑病、严重的躯体疾病以及除情感性精神病之外的精神病基础上发生的抑郁症叫继发性抑郁症。主要由躯体疾病、长期服药、脑器质损伤等原因引起。

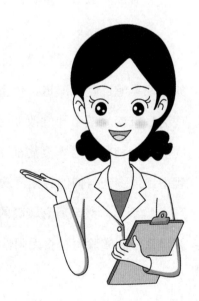

抑郁症按照病情的
轻重如何分类

→ 重度抑郁症

重度抑郁症即重型抑郁症，患者会出现悲观厌世、绝望、幻觉妄想、食欲不振、功能减退并伴有严重的自杀企图，甚至有自杀行为，因此必须高度重视，及时治疗。重度抑郁症的特征如下：

①情绪：悲哀，忧郁，对日常的大部分活动失去兴趣或乐趣。

②睡眠：失眠或睡眠过多。

③食欲：食欲变差，体重显著减轻。

④运动：活动显著减缓（运动迟滞）或激越。

⑤内疚感：感觉自己没有价值，自责。

⑥注意力：思维和集中注意的能力降低，健忘。

⑦自杀：反复想到死，有自杀的观念或举动。

→ 轻度抑郁症

轻度抑郁症是以持续性心境低落、情绪抑郁为基本特征

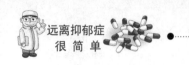

的一类神经症。常伴有焦虑、躯体不适及睡眠障碍。

轻度抑郁症的常见症状有以下特征：

①一天中的大部分时间意志消沉，几乎每天如此。这一特征可通过两种方式得到证明：一是主观表达（如感到空虚、无助、悲伤等），二是别人的观察（如爱哭泣等）。青少年表现为情绪的莫名急躁。

②没有节食体重却明显下降，或体重增加（例如一个月的体重变化超过5%），食欲或增加，或降低，几乎每天如此。

③一天中的大部分时间内，对所有的事情都不感兴趣，几乎每天如此（通过自己的主观表达和别人的感受得到证明）。

④失眠或者嗜睡，几乎每天如此。

⑤激动不安，或者反应迟钝，几乎每天如此（通过自己的主观表达和别人的感受得到证明）。

⑥疲劳或者无精打采，几乎每天如此。

⑦感觉自己一无是处，或是感觉过多的、不恰当的内疚，几乎每天如此，且不仅仅是因为生病而自责或者内疚。

⑧思考或集中注意力的能力下降，或者犹豫不决，几乎每天如此（通过自己的主观表达和别人的感受得到证明）。

⑨反复想到死，反复出现自杀念头而没有明确计划，或试图自杀，或有明确的自杀计划。

轻度抑郁症者还可能存在其他一些症状，但是以上所列出的是最常见的抑郁倾向的精神症状，凡是真正具有抑郁倾向的人几乎都有着以上 9 个特征中的部分特征。

按照患者的**年龄**
阶段如何分类

→ 青少年抑郁症

青少年正处在生理和心理的成长变化阶段，他们的心理特征还没有完全定型，相对于成年人会表现得更加活跃，也更易感受到来自社会的影响与学业的压力，面对挫折他们又往往缺乏足够的应对能力和克服困难的勇气。因此，青少年更容易产生心理上的抑郁。

→ 产后抑郁症

产后抑郁症的特点是对自己的婴儿产生强烈内疚、自卑、痛恨、恐惧或厌恶的反常心理。哭泣、失眠、吃不下东西、忧郁，是这类抑郁症患者的常见症状。

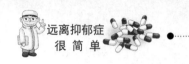
→ 更年期抑郁症

更年期抑郁症是一种发生在更年期的常见精神障碍。更年期抑郁症患者常以某些躯体或精神因素为诱因，如突发重大事件及躯体疾病等。患者常常发生生理和心理方面的改变。生理功能方面的变化多以消化系统、心血管系统和植物神经系统的临床症状为主要表现，如食欲减退、上腹部不适、口干、便秘、腹泻、心悸、血压改变、脉搏增快或减慢、胸闷、四肢麻木、发冷、发热、性欲减退、月经变化以及睡眠障碍、眩晕、乏力等。生理方面的变化常在精神症状之前出现，往往随着病情发展而加重，经过治疗后躯体症状消失得也比精神症状早。

→ 老年期抑郁症

老年期抑郁症可以单独发生，也可以继发于各种躯体疾病，如高血压、冠心病、糖尿病和各种癌症等。一些患者在家庭成员的刺激下诱导起病，也有许多患者发病没有明显病因。

老年期是人生的一个特殊时期，由于生理、心理的变化，老年人对生活的适应能力减弱，任何应激状态都容易引起抑郁等心理障碍。有研究表明，60岁以上的老年人抑郁症的发病率为 5.7%，可见患老年期抑郁症者大有人在。老年期抑郁症患者有时患病多年，程度很重甚至数次自杀，却还是没有得到有效治疗，其原因在于社会和医生对该病的识别率低。

什么是反应性抑郁症

反应性抑郁症又称心因性抑郁症，是指抑郁情绪由外界因素引起，在疾病的发展过程中环境因素始终起重要的作用。多由强烈的精神刺激或持久的精神紧张等应激因素作用而发病。

在生活中，突遇天灾人祸、失恋婚变、重病、事业挫折等，心理承受力差的人，容易患反应性抑郁症。临床表现以突出的抑郁情绪为主要特征，表现为情绪抑郁、意志消沉等，同时也存在认知、行为和躯体调节功能等多方面的障碍。其症状表现容易被人理解，其情绪起源有较具体、确切的原因或事件，心理体验强烈，常反复向别人哭诉自己遭受的不幸。

反应性抑郁症与精神刺激因素有明显的关联，改变环境症状可减轻，病程较短，一般不复发。

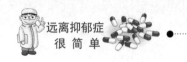
抑郁症与**精神病**

有什么不同

一般人心目中的"精神病"，就是疯疯癫癫，说话语无伦次，行为古怪，甚至冲动毁物，"乱打人乱砍杀"。这些人实际上是医学上所指的伴有精神失常表现的严重精神病，如精神分裂症。

精神病的表现有三大特点：

（1）患者常有一些幻觉（如言语性、命令性幻听）、妄想（如被害妄想）等病态体验，并不能把其病态体验与现实区分开来，把病态体验当成现实。如有患者在一个人时听到有人跟他讲话，并命令他干这干那，患者不能区分这是一种病态体验（命令性幻听），相反会按照命令行事。再如有的患者坚信周围的人都要谋害自己，但实际上根本没这回事，别人反复说服他这是不可能的，但他仍然深信不疑，这是一种被害妄想。

（2）患者没有能力按社会认为适宜的方式行动，他们在病态体验（幻觉、妄想等）的支配下出现一些异常行为。

（3）对自己这种异常表现不能察觉，认为自己精神正常，没有病。

大部分抑郁症患者的病情是轻度或中度的，不伴有精神病表现，病情严重的、伴有精神病症状的只占少数。虽然严重的抑郁症有时也会有一些幻觉、妄想等病态体验，但经治疗后病情会很快好转。随着病情的减轻，患者能认识到自己有病，并积极配合治疗。

抑郁症是一种心理障碍，患者一般知道自己情绪上出了毛病，并为此感到很痛苦，他们希望其情况能有所改善，一般是有自知力的，有求治的欲望。但苦于调整不好，于是有时会采用自杀这种方式结束痛苦。所以抑郁症不是大众观念中的"精神病"，它是一种心理障碍。

抑郁症与焦虑症

有什么不同

抑郁和焦虑作为一对孪生姐妹，常常相伴相随，因此临床上难以鉴别。焦虑症是一种以焦虑情绪为主的神经症，以

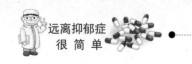
广泛和持续性焦虑或反复发作的惊恐不安为主要特征，常伴有自主神经错乱、肌肉紧张与运动性不安，临床分为广泛性焦虑（慢性焦虑症）和惊恐障碍（急性焦虑障碍）两种。

抑郁症常常以躯体症状为主，患者主诉疼痛（头痛、腹痛）、乏力、睡眠障碍、食欲改变、情感淡漠、易怒、焦虑、性功能障碍、药物滥用、消极想法、人际关系压力、无价值感、悲观、犯罪感、羞耻感等。

焦虑症常见的症状包括：震颤、紧张、气喘、出汗、头晕、注意力不集中、睡眠障碍、易怒、惊慌、反复惊慌发作（症状与心脏意外相似），可与广场恐怖症并发。患者可能有躯体症状但不是主要症状。

区别是焦虑症还是抑郁症，主要看患者是以抑郁症状为主，还是以焦虑症状为主，临床通常有三种情况。

（1）严重焦虑伴轻度抑郁，抑郁症状不足以诊断抑郁发作，诊断为焦虑症。

（2）严重抑郁伴轻度焦虑，焦虑症状不足以诊断焦虑障碍，诊断为抑郁症。

（3）抑郁与焦虑同时存在且同等重要，均符合各自的诊断标准，可以作出共病诊断。

纵向的病史调查，横向的症状评估，有助于两者的鉴别，但临床上鉴别还是困难的。出于治疗上的考虑，临床上还是倾向于一元化诊断，一般抑郁症应作为首先考虑。理由是，抑郁症更易导致绝望、自杀，后果严重。

抑郁症与神经衰弱

有什么不同

轻度抑郁症常有头晕、头痛、无力和失眠等主诉，易误诊为神经衰弱。神经衰弱起病前有一定的心理社会因素，如长期紧张、用脑过度等，情感以焦虑、脆弱为主。

神经衰弱的主要临床表现是与精神易兴奋相联系的精神易疲劳、心情紧张、烦恼和易激惹等情绪症状，以及肌肉紧张性疼痛和睡眠障碍等生理功能紊乱症状。自知力良好，症状不固定，求治心切。

抑郁症以情绪低落为主，伴思维迟缓，自卑、自罪、想死及生物学症状（如情绪昼夜变化大，食欲、性欲下降等），自知力常丧失，不主动求治。

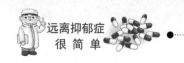
"不典型" 抑郁症有哪些

典型的抑郁症并不难识别，但多数抑郁症患者并不总是表现出情绪症状——终日唉声叹气、以泪洗面、犹豫不决和寻死觅活。许多抑郁症的表现形式不易被察觉，患者本人不愿承认得了抑郁症，因为症状不典型，所以被称为"不典型"抑郁症。常见有以下几种类型。

> **→ "微笑型" 抑郁症**

这类患者虽有抑郁的主观体验，但在旁人面前却总是有说有笑，旁人很难察觉到他是"强颜欢笑"。

> **→ "勤勉型" 抑郁症**

典型的抑郁症患者往往做事提不起精神、不愿动、工作效率低下，而有些患者却表现为"工作狂"。他们全身心地投入工作，终日忙忙碌碌，最怕"闲下来"。

> **→ "隐匿型" 抑郁症**

"隐匿型"抑郁症是一种表面上以躯体症状为突出主诉

或第一主诉，从而掩盖了患者实际存在抑郁症状的抑郁症。本型以躯体不适为主，抑郁情绪却不明显。有些患者常常以某种躯体疼痛症状来就诊，疼痛可以是某种性质的疼痛、不明确的疼痛或含糊不清。这类患者多辗转于综合性医院的内科、外科求治，常规的体格检查未发现与主诉相符的明显的阳性体征，花了许多"冤枉钱"，做了许多不必要的检查，常规的镇痛药物治疗也无明显临床效果，相当多的患者可能被误诊和误治。

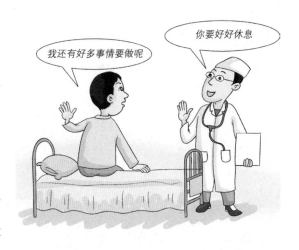

上述几种抑郁症由于不典型，故容易被忽视或误诊，使患者长期陷入痛苦中而不能自拔，故早期识别非常重要。

第二章

抑郁症的治疗

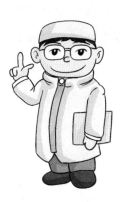

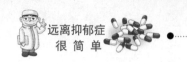
抑郁症的三级预防
主要包括哪些内容

　　从抑郁症的发病因素看，抑郁症是可以通过改善自身的某些状况来进行预防的。抑郁症的预防可以通过三级预防措施来实现，但重要的还是要做好一级预防。通过有效的一级预防，可以将抑郁症的潜在危害控制在最小范围内。

　　一级预防指预防抑郁症的发生，重在病因预防。主要是针对与抑郁症发病的相关因素采取相应措施，"防患于未然""不治已病治未病"，针对抑郁症预防的重点人群及早采取干预措施。

　　二级预防指早期发现，早期治疗，控制疾病进展，恢复健康，防止复发。抑郁症的二级预防提倡"全程治疗"，全程治疗有利于预防复发，改善患者的生活质量。

　　三级预防指落实防治措施，减轻疾病导致社会功能缺陷程度。

日常生活中如何
预防抑郁症

目前研究证实抑郁症与遗传相关，若家属中不止一个抑郁症患者，或是抑郁症高发家族，那遗传倾向就更明显。双相情感障碍与精神分裂症之间有交叉遗传；抑郁症患者与其他精神患者结婚，与一方患病的相比，其子女遗传概率明显增加；夫妇双方都患有遗传倾向的精神病，子女患抑郁症的概率大大增加，从优生优育的角度来讲，这样的夫妻不宜生育。

抑郁症可由其他疾病引起，因此平时要注意平衡膳食、适度运动、戒烟限酒、心情舒畅，远离其他疾病，能尽情地享受人生，才有助于远离抑郁症。

平时多看一些医学科普书，了解健康知识。如果心理或躯体不适，可以找专业医生诊治，及早发现疾病。

看病要到正规的医院。如果发现自己或自己的亲友在一段时期内心情低落，兴趣减退，愉快感丧失，特别是伴有生物学的症状，如失眠、胃口不好，应及时就诊。且最好能去正规的精神卫生机构就诊。

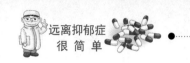
近年来的研究证实，光照不足也容易诱发抑郁。因此平时早睡早起，经常到室外锻炼，参加一些有益的文娱活动，不但能带给您一个好心情，还能改善自己的认知功能，使自己更能和社会环境保持和谐。而且运动能使人脑内的脑啡肽分泌增加，有助于提高人的情绪，预防抑郁。

上班族 如何
预防抑郁症

上班族作为一个特殊群体，他们的心理健康一直以来受到社会的关注。有些人认为，上班族工作环境好，有稳定的工资收入，他们个个都应该是心满意足，不会出现抑郁的烦恼或患抑郁症。其实并非如此。调查结果表明，越是受教育程度较高、经济收入较好的人群，患抑郁症或有抑郁情绪的比例越高。

上班族的生活品质比较高，但他们承受的压力尤其是心理压力也更大。他们中相当一部分人整日忙于工作，与家人在一起的时间较少，且缺乏身体锻炼。在这种忙碌的社会环境中，他们的身体和心理都承受着很大的压力，久而久之就有可能出现抑郁症状。

　　美国著名心理学家理查德·拉扎勒斯指出，日常生活压力来自两方面，一方面是重大生活事件，另一方面是不断的小麻烦。两者的交替出现及叠加的压力，将成为构成身心疾病的重要因素。因此，对于上班族来说，注重心理健康，对于预防抑郁状态的进一步发展很有帮助。

怎样预防儿童抑郁症

　　有研究发现，大约16%的患抑郁症的少年儿童，其病症并不符合传统上对抑郁症的定义。

　　儿童所表现出来的非典型症状，是指与成人的抑郁症不相吻合，称为儿童中的非典型抑郁症，其典型的抑郁表现为：当令人高兴的事发生时，患者仍然没有积极的反应。除了情绪反应之外，非典型的抑郁症还有其他表现，如胃口增加、体重增长、睡眠增加和行动迟缓。抑郁症有普遍失眠的典型表现，而非典型的抑郁症表现正好相反，这些孩子睡觉的时间比普通孩子更长。

儿童抑郁症的表现有：生气、易怒；伤心、失望；对别人的拒绝很敏感；食欲明显变化；睡眠变化，失眠或嗜睡；哭泣；注意力无法集中；疲劳或精力不足；身体不适，治疗效果不好；有无用感、罪恶感；想到死亡或自杀；参加社会活动的能力下降。

以上症状不是所有的孩子都会表现出来，不同时期、不同场合下有不同的表现。虽然少数孩子患病后各项功能的行使还是理智的，但大多数会有显著的变化。他们可能开始吸毒、饮酒，尤其是 12 岁以上的孩子。虽然这样的孩子相对来讲自杀的可能性很低，但并不是没有可能。家族中有暴力史、虐待史的孩子患抑郁症后自杀的危险性更高。

怎样预防更年期抑郁症

男女双方进入更年期阶段，夫妻应当体谅对方的生理与心理变化是更年期的正常反应，不断进行情感交流，从新的生活高度来体验性爱和情爱。应对更年期抑郁，要做到几点：首先是科学地认识更年期，认识更年期是生活中必然要经过的时期，在此期间，每个人的反应只有程度轻重、时间

长短的差异，而
不可能不存在更
年期。其次是主
动地进行医学检
查和咨询。在更
年期许多疾病的
发生率增高，但
不必为此焦虑不

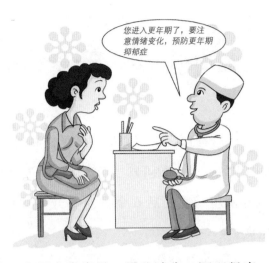

安。如果确实有病，也要实事求是，早些治疗、调理得当。
妄加猜测会导致心理不平衡，精神上的不安定会转而影响正
常机体的生理功能，使机体功能失调更趋恶化，逐渐形成恶
性循环，对身体健康有极大影响。最后是积极地控制不良
情绪，正视更年期各种"负性生活事件"。必须注意劳逸结合，
生活安排有规律，为自己创造丰富多彩的生活，并保持充足
的睡眠，合理安排体育锻炼，饮食得当，乐观愉快，从而顺
利地度过更年期。

如何预防*产后*抑郁症

产后抑郁症是产褥期较常见的精神障碍。通常在产后6周内发病，少数可发生于产后2～3个月。绝大多数患者不需要用药，产后6个月左右开始逐渐自行缓解，且可痊愈。

产后抑郁症的临床表现轻重不一，大多数患者表现为情绪压抑，并没有因生下宝宝而高兴，常常对周围事物不感兴趣，或感到十分疲惫、虚弱，睡眠差或严重失眠，有的还可出现不恰当的自责或自卑感。患者的这些表现常不易引起家人的注意，因而多不能得到重视。最严重的是出现自杀企图，但在付诸实施前，若家人不是十分关注，也常常难以发现。其实，这种自杀企图常常是抑郁没有得到释放、较长时间在心头沉积的结果。

因此，为了产妇的身心健康，积极预防产后抑郁症的发生是很有必要的。对产后抑郁症的预防包括家属和产妇两个方面。产妇要放下思想包袱，消除不必要的担心。有些产妇由于新生儿总是会有这样或那样的问题，而自己又没有育儿

经验，甚至怕家人埋怨自己没有生男孩等而出现抑郁。新
生儿体质虚弱，有些小毛病都是十分正常的，至于育儿经验，
可以慢慢地学习。此外，适当的锻炼可以改善人的情绪，同
时多出去晒晒太阳，有利于体内特殊的抗抑郁物质的分解和
吸收。

　　家属方面，要为产妇提供温馨舒适的环境，要给予充分
的情感支持和悉心护理，给予平衡而健康的营养。如果缺
乏某种营养物质，也能引起抑郁症，所以可以多吃 B 族维生
素含量丰富的食物，如粗粮、鱼类等。家属应关注产妇有无
情绪问题，有无反常的言语和行为，即使很轻微也应重视，
及时进行疏导。一旦发现较明显的异常情况，尤其是有消极
言语或消极行为者，应及时到精神卫生机构进行专科治疗。

如何预防**秋季**抑郁症

　　秋季抑郁症又名"秋悲"，是一种季节性心理疾病。秋
季抑郁的主要表现为：心情不佳，认为生活没有意思，高兴
不起来；较为严重的则出现焦虑症状，食欲、睡眠等下降；
精力缺乏、自我评价低、精神迟滞等。

秋季抑郁症的预防要尽量做到以下几点。

（1）早睡早起、吃顿营养丰富的早餐，打扮整洁出门。

（2）不宜整日持续工作，除了中午外，早上10时，下午3时宜放下工作，喝杯茶、休息片刻，每日加班不宜超过两小时。否则，会导致慢性疲劳，日子一长，便容易患上秋季抑郁症。

（3）吃过午饭宜散步或逛街，松弛身心，晚上到公园跳跳集体舞等。

（4）扩大生活圈子，多交工作以外的朋友，培养兴趣爱好，舒缓工作上的压力。

（5）登山是抵抗秋季抑郁症最有效的办法。中医早就认识到，登山是治疗秋季抑郁症的良方。我国传统的九九重阳登高的习惯就有助于预防秋季抑郁症。

如何预防冬季抑郁症

在冬季，寒冷的气候会使身体内的新陈代谢和生理功能处于抑制状态，垂体、肾上腺皮质等的内分泌功能紊乱，因此冬季是抑郁症的多发季节。临床上把冬季发生的抑郁症称作"冬季抑郁症"。当然，其中绝大多数属于亚临床抑郁，表现不典型，经过适当调适，便会烟消云散。预防冬季抑郁症发生，要做到以下几点。

→ 加强体育锻炼

冬季是进行各种运动锻炼的好时机，如跑步、快走、打拳、打球等。通过运动，身体内的新陈代谢加快，肾上腺素分泌增多，会使人心情开朗、精神愉快。在双休日，也可外出旅游，如登高远眺、饱览自然美景，会使心胸开阔，抑郁惆怅之感顿然消失。

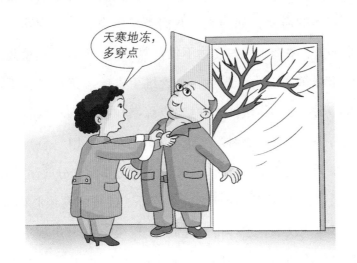

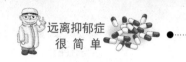
→ 增加光照时间

研究发现，当夜幕来临时，人体大脑内的松果体会分泌更多的褪黑素，它会影响人的情绪。光照则可以抑制这种激素的分泌。所以，冬季多晒太阳，多做户外运动，对预防抑郁症有良好效果。同时白天室内不要挂窗帘，晚间要适当增加室内照明灯的亮度。

→ 注意营养均衡

在寒冷的冬季，身体内的氧化过程会加强，以产生更多热量来抵御寒冷。因此，冬季需要提供热量充足的饮食来满足身体的需要，如多吃一些肉类、蛋类、豆类食物，尤其是羊肉、牛肉，这些食物不仅营养丰富，而且产热量高，可以增强御寒能力。当然，富含维生素的蔬菜水果也不可缺少。另外，在情绪低落时喝点绿茶、咖啡，吃些香蕉、巧克力等，也有兴奋神经系统、改善心境的作用。

最后，当情绪低落时，不妨做做其他事情来分散注意力，如看看喜欢的书报，听听喜欢的音乐，或找朋友谈心聊天，尽量多与人接触，这样可以降低忧虑。也可用外出旅游、逛商店来解除烦闷。若烦闷实在无法解脱时，可找心理医生或在医生指导下服用一些抗抑郁药物。

如何预防 药源性 抑郁症

在日常生活中，一旦发现服用激素、抗精神病药物、抗高血压药物的患者产生情绪不稳、心神不宁、波动性焦虑、感到难以描述的身体不适感，那就要高度怀疑药源性抑郁症的可能。

一般而言，如果抑郁情绪是由所服用的药物引起的，最合适的方法就是减少药物的剂量，或者暂时停用该药物，或者在医生的指导下，换用其他药物。必要时，短时间、小剂量地服用一些抗抑郁药物。但需要注意的是，处方药物的使用一定要在医生指导下进行，以免造成不必要的麻烦与危险。

如何预防 老年期 抑郁症

我国 60 岁以上的老年人口已经超过 2.6 亿，是世界上老年人口最多的国家。我国的一些大城市已经进入老年社会，不断提高老年人的心理健康水平已经成为我国的一个重要研

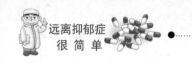
究课题。退休在家，离开了工作岗位而长期独处的老年人，终日无所事事，孤寂凄凉之情油然而生。儿女分开居住，寡朋少友，缺少社交活动；丧偶或离婚，老来孑然一身。老年人最怕孤独，孤独使老年人处于无助的境地，他们很容易产生一种"被遗弃感"，继而使老年人对自身存在的价值表示怀疑、抑郁、绝望，重者会发展为抑郁症。

预防老年期抑郁症首先是靠老年人自身的努力。老年人要正视自己的衰老，正视由于退休而导致社会关系的变化，可加入由老年人组成的社团或组织，和其他老年朋友一起打打牌、下下棋、练练书法、绘画；也可积极进行户外活动，如打球、跳舞、逛公园、慢跑等，有条件时可与其他老年人一同外出旅行。这种集体活动要比一个人在家里看电视更有利于老年人的心理健康。当遇到烦心事时，最好找个人倾诉一下内心的压抑，千万不要把所有事情都放在心里，与其他朋友一起分享各自的快乐和痛苦，才能心情舒畅。因此，老年人多参加集体活动，多结交朋友，既丰富了生活，又能通过相互交流，相互开导，使老年人的身心得到健康的发展，有效预防抑郁症的发生。

在家属方面，配偶之间要相互扶持，相互关爱；子女则要主动关心父母，要多抽空与他们交流、沟通，给老年人以精神安慰，周末或假期多陪陪他们。老年期抑郁症早期常表现为记忆力减退，家属往往忽视老年人情绪上的变化。因此，子女应该注意父母的情绪、睡眠等，发现可疑情况及时带他们到医院就医。

治疗抑郁症的方法有哪些

抑郁症的治疗手段主要有药物治疗、心理治疗以及住院保护性治疗等。严重的抑郁症多是因内源性疾病致患者体内必要的神经递质失去平衡造成的，因此在急性发作期主要以抗抑郁药物治疗为主。而对于外因造成的轻度抑郁症，没有明显的躯体症状，一般心理治疗就可以起到很好的疗效。至于严重病例，特别是有消极意图或行为，就必须住专科医院治疗。

很多患者不愿意接受药物治疗的一个重要原因是担心抗抑郁药物的不良反应。实际上，现在治疗抑郁症的药物跟过去相比有了很大的进步，尤其是最近20多年来许多新药问世，这些药物不良反应很小，对患者很安全。抑郁症从开始就必须系统治疗，树立正确的用药意识，足量、足疗程治疗。

临床上常发现有的患者吃了几天药感觉效果不明显，就停药或换别的药，结果使病情更加严重、难治。抑郁症的药

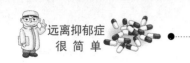
物治疗大多在服药 1 月后才能见效，首发抑郁症患者服药总的时间一般需要 9 个月至 1 年，一般服药 4 个月左右抑郁症状就会缓解或消失，社会功能恢复——临床痊愈。但临床痊愈还不等于完全治愈，如果此时停药，许多患者的症状可能会出现反复。所以，达到临床痊愈的首发抑郁症患者，应当继续巩固用药治疗 4 ~ 9 个月，首次治疗充分，可以大大减少复发的可能性。而复发的患者在巩固期应当进行维持期治疗 1 年以上。

抑郁症药物治疗的同时配合心理治疗非常重要。大量的临床资料证明，抑郁症患者如果社会支持系统比较好，如果家人、同事能够理解他，药物的疗效就好。如果得不到理解，反复给予一些负性刺激，疗效就不明显，治疗的持续时间也比较长。

美国罗得岛州布朗大学的克勒博士研究发现，单用抗抑郁药、仅接受心理治疗、药物和心理联合治疗 4 周后，不同治疗组患者症状的平均改善程度并无明显差别。然而，在接下来的几周里，联合治疗组的症状比其他 2 组改善更明显。治疗 12 周后，联合治疗组有 85% 的患者得到了改善，而心理治疗组及药物组则分别只有 52%、55% 的患者得到改善，也就是说抗抑郁药配合心理治疗能增加 30% 的有效率。

治疗抑郁症的用药
原则是什么

→ 有效性原则

所谓有效性是指使用抗抑郁药治疗必须在安全范围内，使用最佳剂量，保证用药的足量、及时，有针对性地选择药物，并且需要足够长的治疗期

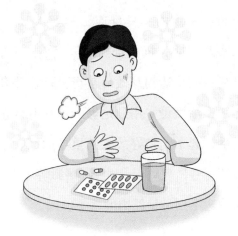

限，有规则地治疗和坚持用药。临床中很多患者不能遵循上述原则而导致治疗失败，如自行中断药物，或自行减少药物剂量，或初步治疗出现疗效，病情有所好转，自动减药，都是治疗失败的常见原因。必须指出，抗抑郁药在血中的浓度不足，剂量偏小，谈不上治疗的有效性，尽管表面上是在服药，

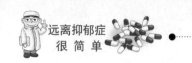
实际上是无效的。抗抑郁药缺乏针对性也是治疗失败的原因，并不是说所有的抗抑郁药都有效，这里还存在个体差异和药物的相互作用问题。既要遵照医嘱，也要尊重患者治疗中的自我感受，相互配合，互相协作，安全用药，科学用药。

→ **足量原则**

所谓足量原则，就是要求患者排除种种思想顾虑，耐受药物一定的不良反应，遵照医嘱，服用有效的剂量。临床实践表明，抗抑郁药剂量太小，用量不足，或者服药时断时续，或是达到疗效后自行减药、停药，或不懂得初期用药必须逐渐增量，用到足够的治疗有效量等，都是导致药物不足量，起不到良好效果的重要原因。由于第一代和第二代抗抑郁药常出现口干、便秘、嗜睡等不良反应，患者无法耐受，也是达不到足量原则的常见原因。

→ **用药注意个体差异性**

抗精神病药物与其他类药物相比，最大区别之一是存在明显的个体差异性，抗抑郁药也不例外。同一种疾病采用同一种药物，相近的剂量，甲患者有效、安全，无明显不良反应，乙患者则可以完全无效，或出现强烈的不良反应。必须在临床医生严密观察下，逐周随访，进行药物调整和试用摸索，找出最佳的治疗方案。专业医生的临床经验和患者家属的配合、谅解显得十分重要，否则容易导致治疗失败、患者拒绝接受治疗或出现医疗纠纷。

治疗抑郁症的
常用药有哪些

临床上常用的抗抑郁药是指用于治疗抑郁症状的精神活性药物，有时也用于治疗某些其他特定状况，如焦虑、惊恐，或强迫症状。其主要有：

①三环类抗抑郁药，包括丙咪嗪、阿米替林、氯丙咪嗪及多塞平等，为目前较好的抗抑郁症药，其中以阿米替林为最常用；

②四环类抗抑郁药，临床常用的有马普替林等，其作用和三环类抗抑郁药相似；

③杂环类抗抑郁药，包括米安舍林、舍曲林等；

④选择性 5 - 羟色胺再摄取阻滞剂，包括西酞普兰等；

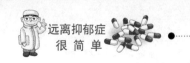

⑤单胺氧化酶抑制剂，如苯乙肼、异卡波肼、反苯环丙胺等。还有新型抗抑郁药，如瑞美隆等。

下面分别介绍常用药的种类、用法用量、禁忌证等。

→ **阿米替林（阿密替林、氨三环庚素、依拉维）**

【规格】片剂：10毫克/片、25毫克/片。

【用法用量】口服1次25毫克，每日2次，以后递增至每日150~300毫克，维持量每日50~150毫克。

【适应证】适用于治疗焦虑性或激动性抑郁症。抗抑郁作用可使各类抑郁症患者情绪提高。

【不良反应】个别病例体位性低血压，可引起肝损害，迟发性运动障碍，排尿困难。偶有视力减退、眼痛（青光眼发作）、低血压晕倒、出现幻觉或谵妄状态、心律失常、心动过缓、肌肉震颤、尿潴留、癫痫发作、皮疹、咽痛、高热（颗粒细胞减少症）、黄疸等，须引起注意，采取相应的医疗措施；如有便秘、头晕、萎靡、口干、头痛、恶心、心率增快、多汗、皮肤对光敏感、失眠等，应及时停药或减量。

【注意事项】对三环类某一药品过敏者，对另一药品也有可能过敏。动物实验证明，用量超过成人常用量数倍，可使胚胎或胎儿产生毒性反应。孕妇使用应慎重权衡利弊。三环类药均可自乳汁排出，哺乳期妇女应禁用。少年患者对三环类药较敏感，治疗抑郁症时须减量。老年患者因为代谢与排泄均下降，对本类药的敏感性增强，用量一定要减小。使用中应格外注意防止直立性低血压以致摔倒。

【禁忌证】急性心肌梗死恢复期；支气管哮喘；心血管疾病；癫痫症；青光眼；肝功能损伤；甲亢；前列腺肥大；精神分裂症；尿潴留。

> → 丙咪嗪（丙米嗪、米帕明、盐酸丙咪嗪、依米帕明）

【规格】片剂：25毫克/片。

【用法用量】口服：成人每次12.5～25毫克，每日3次。老年人及衰弱者一日用量自12.5毫克开始，逐渐增加剂量到一日为37.5～75毫克。

【适应证】对内源性抑郁症、反应性抑郁症及更年期抑郁症均有效，但疗效慢；对精神分裂症伴发的抑郁状态无效。也可用于小儿遗尿症。

【不良反应】常见为口干、出汗、心跳过速、视力模糊、眩晕、有时出现便秘、失眠、精神紊乱、胃肠道反应、荨麻疹、震颤、心肌损害、直立性低血压，偶见白细胞减少。

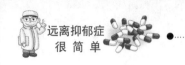
【注意事项】服药期间忌用升压药；高血压、动脉硬化、青光眼患者慎用；用量较大或较长期用药者宜做白细胞计数及肝功能检查。

【禁忌证】癫痫患者、孕妇忌用。

→ 氯丙咪嗪（氯米帕明、安那芬尼）

【规格】片剂：25 毫克 / 片。

【用法用量】口服。初始剂量 1 次 25 毫克，每日 2 ～ 3 次，1 ～ 2 周内缓慢增加至治疗量每日 150 ～ 250 毫克，最高剂量每日不超过 300 毫克。

【适应证】用于治疗各种抑郁状态，也常用于治疗强迫性神经症、恐怖性神经症。

【不良反应】治疗初期可能出现抗胆碱能反应，如多汗、口干、视物模糊、排尿困难、便秘等。中枢神经系统不良反应可出现嗜睡、震颤、眩晕。可发生体位性低血压。偶见癫痫发作、心电图异常、骨髓抑制或中毒性肝损害等。

【注意事项】肝、肾功能严重不全，前列腺肥大，年老者或心血管病患者慎用，使用期间应监测心电图。本品不得与单胺氧化酶抑制剂合用，在停用单胺氧化酶抑制剂后 14 天，才能使用本品。患者有转向躁狂倾向时应立即停药。用药期间不宜驾驶车辆、操作机械或高空作业。哺乳期女性使用本品期间应停止哺乳。老年患者用药从小剂量开始，缓慢增加剂量。6 岁以上儿童酌情减量。

【禁忌证】严重心脏病、近期有心肌梗死发作史、癫痫、青光眼、尿潴留及对三环类药物过敏者禁用。6 岁以下儿童、孕妇禁用。

→ **多塞平（多虑平）**

【规格】片剂：25 毫克 / 片，50 毫克 / 片，100 毫克 / 片。

【用量用法】成人常用量，开始每次 25 毫克，每日 1 ~ 3 次，然后逐渐增加至每日 150 ~ 300 毫克。

【适应证】具有抗焦虑、抗抑郁、催眠、镇静、肌肉松弛，抗消化性溃疡作用。适用于各种抑郁症、各类焦虑抑郁状态。

【不良反应】有轻微口干、乏味、视物不清、便秘、尿潴留、头晕、心悸、低血压、恶心、呕吐、出汗、药疹、光敏感、瘙痒、局部水肿、性功能减退等。

【注意事项】不宜与单胺氧化酶抑制剂合用。其他有皮疹、直立性低血压，偶见癫痫发作、骨髓抑制或中毒性肝损害。男性服用过多会造成乳房发育，因为男性体内雌激素在

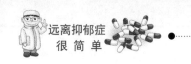
肝脏内灭活，长期服用多塞平会损坏肝脏，也就阻碍了男性雌激素在肝脏内的灭活。

【禁忌证】青光眼、排尿困难者禁用；儿童、孕妇以及哺乳期女性禁用。

→ **去甲替林（去甲阿米替林）**

【规格】片剂：10毫克/片，25毫克/片。

【用法用量】口服。开始每日30～40毫克，分3次服，需要时渐增至每日75～100毫克，维持量为每日30～70毫克；青少年和老年人开始服每次10毫克，每日3次，维持量减半；每日量1次服也可，睡前服。

【适应证】适用于伴有紧张、焦虑的抑郁症患者，也可用于焦虑状态的患者。

【不良反应】本品不良反应比丙咪嗪少而且轻。常见有口干、嗜睡、便秘、视力模糊、排尿困难、心悸，偶见心律失常、眩晕、运动失调、癫痫样发作、体位性低血压、肝损伤及迟发性运动障碍。

【注意事项】严格遵医嘱用药，不可过量。

【禁忌证】孕妇、哺乳期女性、严重心脏病、青光眼及排尿困难者禁用。

➡️ 马普替林（路滴美）

【规格】片剂：
10毫克/片，25毫
克/片，50毫克/片，
75毫克/片；注射剂：
25毫克；滴剂：2%
（50毫升/瓶）。

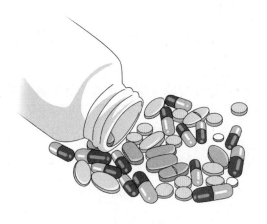

【用法用量】
开始每日75毫克，以后增至每日150～250毫克，分2～3次
服。住院患者：开始每日服100～150毫克，以后增至每日
225～300毫克，分2～3次服。60岁以上的老年患者：开
始每日75毫克，酌情增至每日150毫克。长期用药患者：维
持量为每日75～150毫克。

【适应证】可用于各种类型的抑郁症，也可用于伴有抑
郁或激越行为的儿童和夜尿者。

【不良反应】本品不良反应少而轻，常见为口干、便秘、
视力模糊等，可见嗜睡。

【注意事项】偶可诱发躁狂症、癫痫大发作；用于双相
抑郁症时可诱发躁狂出现；癫痫患者慎用；青光眼、前列腺

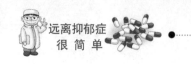

肥大及心肝肾功能不良者慎用；不宜与单胺氧化酶抑制剂联合使用。

【禁忌证】孕妇、哺乳期女性禁用。

> 米安舍林（甲苯比卓、咪色林、米噻林、脱尔烦）

【规格】片剂：30毫克/片，60毫克/片。

【用法用量】口服：开始每日30毫克，根据临床反应可调整至每日30～90毫克，睡前1次服，维持量每日60毫克。老年人开始剂量不得超过30毫克，可酌情增量。

【适应证】本品治疗抑郁症，对重度抑郁症和神经性抑郁症均有良效。

【不良反应】常见不良反应有口干、困倦、便秘。一般能耐受，长期使用可逐渐减轻。少数老年人可能出现心电图T波改变和ST段降低。

【注意事项】不能与可乐定、甲基多巴、胍乙啶、普萘洛尔合用，如需合用应严密监测血压；青光眼、排尿困难、脑部器质性病变、有癫痫史及未控制的糖尿病患者慎用。服药期间避免从事驾驶等危险工作。

【禁忌证】孕妇、哺乳期女性禁用；躁狂者禁用。

→ 氟西汀（百优解、氟苯氧丙胺）

【规格】胶囊状：欧洲 20 毫克 / 粒，亚洲 10 毫克 / 粒。

【用法用量】医生根据患者个体案例用药。

【适应证】在临床上用于成人抑郁症、强迫症和神经性贪食症的治疗，还用于治疗伴有或不伴有广场恐惧症的惊恐症。

【不良反应】全身或局部过敏，胃肠道功能紊乱（如恶心、呕吐、消化不良、腹泻、吞咽困难等），厌食，头晕，头痛，睡眠异常，疲乏，精神状态异常，性功能障碍，视觉异常，呼吸困难等。

【注意事项】对于肝功能不全者应该禁止使用。此外，氟西汀会引起先天性心血管出生缺陷。

【禁忌证】对于正在使用单胺氧化酶抑制剂等药物者，应禁用氟西汀。孕妇及哺乳期女性禁用。

→ 帕罗西汀（氟苯哌苯醚、赛乐特）

【规格】片剂：20 毫克 / 片，30 毫克 / 片。

【用量用法】口服，平均每日剂量范围在 20 ~ 50 毫克，一般从 20 毫克开始，每日 1 次，早餐时顿服。连续用药 3 周。

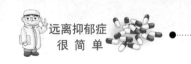
以后根据临床反应增减剂量，每次增减 10 毫克，间隔不得少于 1 周。老年人或肝功能不全者可从每日 10 毫克开始，每日最高用量不超过 40 毫克。停药应逐渐减量，不可骤停。

【适应证】适用于治疗各种抑郁症。包括伴有焦虑的抑郁症及反应性抑郁症，伴有或不伴有广场恐怖症的惊恐障碍以及强迫症。

【不良反应】本品为情感阻断剂，18 岁以下人群服用此药物会增加自杀风险。并且服用时不能自行停药，一旦自行停药脑内补充的 5-羟色胺不足，会引起停药反应。

【注意事项】抗胆碱作用及对心脏功能影响较小。帕罗西汀与匹莫齐特不能同时用，帕罗西汀可增加血浆中匹莫齐特的浓度，而匹莫齐特血药浓度升高会导致 QT 间期延长和严重心律失常，故请在医师指导下服药。

【禁忌证】妊娠期女性禁用。

→ 舍曲林（郁乐芙）

【规格】片剂：50 毫克 / 片，100 毫克 / 片。

【用量用法】每日 1 次，50 毫克 / 次。治疗剂量范围为每日 50 ~ 100 毫克。

【适应证】适用于治疗抑郁症和强迫症，包括伴随焦虑，有或无躁狂史的抑郁症、抑郁性疾病的相关症状。

【不良反应】不良反应少，偶见恶心、呕吐、口干、射精困难、消化不良等。

【注意事项】与三环类抗抑郁药物不同，舍曲林在治疗抑郁症和强迫症的临床对照研究中并不引起体重增加，某些患者可能出现体重减轻。服用本品者不应驾驶车辆或操作机器。不宜与单胺氧化酶抑制剂合用。

【禁忌证】对本品高度敏感者、严重肝功能不良者禁用。肾功能不良、孕妇、哺乳期女性不宜使用。有癫痫病史者慎用。

→ 氟伏沙明（氟伏草胺、三氟戊肟胺、氟戊肟胺）

【规格】片剂：50毫克/片。

【用法用量】口服，每日100～200毫克，分1～2次服，饭时或饭后服下。剂量可视病情调整，每日不应超过300毫克。

【适应证】适用于治疗各类抑郁症。

【不良反应】常见的不良反应有困倦、恶心、呕吐、口干、过敏等，连续使用2～3周后可逐渐消失。

【注意事项】用于有自杀倾向的抑郁症患者时，应特别注意护理。癫痫患者、孕妇应慎用。肝、肾功能不良者应减量，并严加监护。服用本品者应禁止驾驶车辆或操作机器。

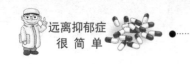
治疗焦虑症、烦躁、失眠症时，如疗效不佳，可与苯二氮䓬类药物合用，但禁止与单胺氧化酶抑制剂合用。

【禁忌证】儿童、孕妇、哺乳期女性禁用。

→ 西酞普兰（喜普妙）

【规格】外观性状白色或类白色结晶粉末。

【用法用量】成人初始剂量 20 毫克，每日 1 次；可增至 40 毫克，每日 1 次；必要时可增至 60 毫克，每日 1 次。65 岁以下患者减半。

【适应证】适用于重度抑郁症的治疗。重度抑郁症主要表现出显著或持久的情绪低落或躁动情绪（至少持续 2 周），主要包括以下症状：情绪低落、兴趣减少、体重或食欲明显变化、失眠或嗜睡、精神运动兴奋或迟缓、过度疲劳、内疚或自卑感、思维迟缓或注意力不集中、自杀企图或念头。适用于广泛性焦虑的治疗：表现为过度的焦虑和烦恼，至少持续 6 个月。主要有以下症状：烦躁不安、易疲劳、注意力不集中、兴奋、肌肉紧张和睡眠障碍。

【不良反应】恶心，出汗增多，唾液分泌减少，头痛，睡眠时间短。在稀有个案中曾观察到癫痫发作。

【注意事项】除非用药的好处远超过理论上可能对胎儿

或婴儿带来的风险，否则孕妇及哺乳女性不应服用本药。同时服用单胺氧化酶抑制剂可导致高血压危象。

【禁忌证】儿童禁用。

→ 苯乙肼

【规格】片剂：10 毫克 / 片，15 毫克 / 片。

【用法用量】口服，每次 10 ～ 15 毫克，每日 3 次。开始剂量可略大，但 1 日量不宜超过 60 毫克，服药 3 ～ 4 周后如不见效，应停药。

【适应证】用于治疗抑郁症、缓解心绞痛。

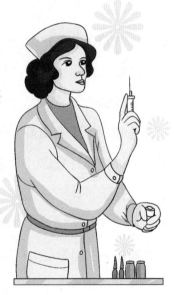

【不良反应】常见的有直立性低血压、水肿、便秘、恶心等。超量时，可导致晕厥、多汗、脉搏增快、呼吸表浅等，可肌注氯丙嗪对抗。

【注意事项】肾功能减退及癫痫患者慎用；不能突然停药；在用丙咪嗪的同时或先或后都不能用本品，以免产生毒性；本品能增强巴比妥类及麻醉药的作用，必须引起注意；

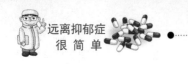
与降压药同用时，需注意血压；肼类药物对肝有毒性反应，长期用药应定期检查肝功能。

【禁忌证】儿童、孕妇、哺乳期女性以及肝功能不全者禁用。

→ 安定

【规格】片剂：2.5 毫克 / 片。注射液：10 毫升 / 支。

【用法用量】口服：每次 2.5 ~ 5 毫克，每日 3 次，每日总量不得超过 25 毫克。肌注或静注：每次 10 ~ 20 毫升。

【适应证】有镇静、抗惊厥、使横纹肌松弛等作用，适用于精神抑郁性焦虑、紧张、不安、失眠等症状，可用于更年期综合征。对抗惊厥和顽固性癫痫抑制作用很显著。

【不良反应】常见有嗜睡、头晕、乏力等；喝酒或同时应用其他中枢抑制药时可显著增强其作用和毒性。

【注意事项】安定中毒患者有头晕、嗜睡、头痛、乏力、步态不稳、行走困难、言语含混不清、反应迟钝、意识模糊、精神错乱等症状。还可有恶心、呕吐、腹痛、腹泻、流涎、视物模糊、尿闭或尿失禁等表现。

【禁忌证】儿童、孕妇禁用。

怎样根据病情选用
抗抑郁药物

→ 首选阿米替林

临床上，药物治疗常以阿米替林为首选，因其对 5 - 羟色胺再摄取的抑制作用强，其活性代谢物又对去甲肾上腺素再摄取有强烈的抑制作用。

→ 反应性抑郁症

运动性抑制较轻，焦虑不安多见，可选用阿米替林、曲米帕明、多塞平等三环类药物。

→ 躁狂抑郁症（情感障碍）

应首选阿米替林、丙咪嗪、多塞平等三环类药物。

→ 更年期抑郁症

首选阿米替林。对伴有幻觉、妄想的患者，可并用小剂

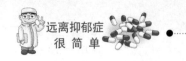

量的抗精神分裂症药。

→ **伴有明显焦虑、紧张的抑郁症**

应选用阿米替林、氯丙咪嗪、多塞平、麦普替林或抗焦虑药（如安定、利眠宁、去甲羟基安定、硝基安定、氯硝基安定等）。这些药物除了有镇静催眠、抗焦虑、抗惊厥等作用外，还有一定的抗抑郁作用。

→ **对迟钝、无力、少动等精神运动性抑制的患者**

可选去甲丙咪嗪、去甲替林、普鲁替林等。苦闷、悲哀绝望等抑郁症状突出的患者，可用丙咪嗪、氯丙咪嗪等。

→ **精神分裂症性抑郁状态**

首选泰尔登，可并用三环类药物以提高疗效。

单用无效或疗效欠佳时，可采用联合用药的方式。常用的联合用药的方式为：丙咪嗪与阿米替林；丙咪嗪与多塞平；阿米替林与多塞平等。对激动型抑郁症可用三环类抗抑郁症药联合氯丙嗪、奋乃静、泰尔登等。也可先用氯丙嗪类药，使患者镇静下来后再加三环类抗抑郁药。

抗抑郁药物的使用过程中
有哪些注意**事项**

由于抑郁症各类型耐受性差距大，不能千篇一律，一般开始用药剂量宜小，以后逐步增加，至症状好转或达到患者能最大耐受的剂量为止。药物的加量不宜过快，一般 2 ~ 3 天增加 25 ~ 50 毫克，通常 7 ~ 10 天后达常用最大量。老年、儿童和体弱者，或有严重躯体疾病者用量宜小，剂量增加更应缓慢。三环类抗抑郁药半衰期一般为 24 小时，故可每天一次用药，可在白天或晚上睡前 1 次给药。达到有效剂量后，一般在 2 ~ 3 周开始见效，故至最大量时也需维持一段时间，观察其有无疗效，不要因一时未见疗效而随意换药。

药物有效后的最大剂量也需维持一定时间，一般需 4 ~ 6 周，再逐渐减量，至小剂量（为最大剂量的 1/4 ~ 1/2）时做较长时间的维持治疗，一般为 1 年左右。有多次复发病史者更应维持较久时间，在维持治疗中应观察有无激发躁狂症的表现和不良反应。若为双相型抑郁症，则要更加注意。

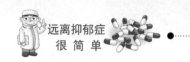

联合用药应该特别注意什么

单胺氧化酶抑制剂与其他类抗抑郁药联用，可引起严重的致命性"5-羟色胺综合征"。5-羟色胺综合征（血清素综合征）是一种认知行为改变、自主神经功能失调和神经肌肉功能障碍的临床综合表现。其发病机制尚未完全明确，大多数学者认为是过度刺激中枢5-羟色胺受体所致。若先用单胺氧化酶抑制剂，需停药2周后才能改用其他抗抑郁药。若先用选择性5-羟色胺再摄取抑制剂，尤其是氟西汀（其活性代谢物半衰期长达7～9天），必须停药5周后才能改用单胺氧化酶抑制剂。

为什么要妥善保管抗抑郁药物

抗抑郁药物中，三环类药物很容易出现药物过量或中毒，一般1250毫克以上就可以导致中毒。这种中毒可以是患者误服，也可以是患者试图通过大量服药来达到自杀的目的。

因此，家属应该将药物妥善保管，不能将整瓶药物交给患者保管。同时，要注意患者是否每日真正将药物都服下了，以免患者将药物偷偷地藏起来，积累至一定数量后用于自杀。服用抗抑郁药物过量者，在 2～3 小时后就可以出现一些特殊的症状，24～48 小时这些表现达到高峰。如不及时抢救，可导致死亡。中毒的主要症状有：昏迷、休克；呼吸抑制，可出现突然窒息；不安、激越、口齿不清；痉挛；高热；各种心脏损害的表现，如心动过速、低血压和心律失常等。由于抗抑郁药物中毒没有特殊的对抗药物，因此在家庭中治疗者需要密切观察药物用量，如发现问题要及时送医院抢救。

更换抗抑郁药物时
有哪些注意事项

一般来说，对于一个依从治疗的患者，如果抗抑郁药物剂量达到通常有效剂量之上甚至最大耐受剂量，并维持在此剂量水平至少4周仍无效果，即可确定药物无效并考虑更换。

换药的原则如下：

（1）换用药物给药应方便。

（2）不良反应更少，耐受性和依从性更好。

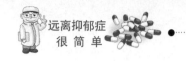
（3）药物相互作用风险应更小。

（4）可以换用同类药物的不同品种，也可以换用化学结构或药理作用不同的药物。

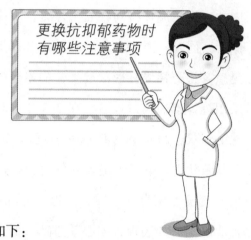
更换抗抑郁药物时有哪些注意事项

换药的注意事项如下：

（1）应在医生的严格指导下换药，不能擅自更换。

（2）换药速度取决于抑郁的严重程度。通常在停药前先缓慢减少药量，减至原量一半时开始缓慢小剂量加服拟换用的药物，逐渐加至有效量并停用原药，不宜过快。

（3）存在相互作用的药物间换用，须有药物清洗期。清洗期是指药物在交叉设计的试验中，在第一阶段治疗与第二阶段治疗中间一段不服用试验用药，或者服用安慰剂的时期。

单胺氧化酶抑制剂换用其他抗抑郁药时须有 2 周的药物清洗期，从任何一种抗抑郁药换用单胺氧化酶抑制剂须有 1 周药物清洗期，其中选择性 5 - 羟色胺再摄取抑制剂氟西汀须停药 5 周方可换用单胺氧化酶抑制剂。

使用**镇静**催眠药
需要注意什么

（1）长期连续服用镇静催眠药可能会产生耐受性和依赖性，突然停药还可能出现更严重的失眠。应严格控制使用的剂量，同一种药不宜连续长期使用。

（2）镇静催眠药有一定的肌肉松弛作用，能引起步态不稳。应在睡前服药，服药后上床休息。

（3）开始治疗时应给予足够的治疗剂量，等睡眠改善后再逐渐减量。

（4）长效类的镇静催眠药服用后会引起白天精神不振、头晕、困倦及睡眠过多等。服药后不适合从事驾驶、操纵机器等存在潜在危险的活动。

（5）应严格避免与乙醇、镇痛药、抗组胺药等有中枢抑制作用的药物合用。

（6）肝、肾功能减退者应慎用。

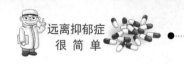
药物治疗抑郁症
需要**多长**时间

→ **急性期**

控制症状，尽量达到临床痊愈。一般药物治疗 2～4 周开始起效，治疗的有效率与时间呈线性关系。如果用药治疗 6～8 周无效应改用其他作用机制不同的药物。

→ **巩固期**

需 4～6 个月。此期间患者病情尚未稳定，复发的可能性较大，应当继续急性期所使用的药物并维持原剂量不变。

→ **维持期**

抑郁症因复发率高，通常需要维持治疗以防止复发。对是否进行维持期治疗和维持期的长短，国内外专家的意见尚不一致。世界卫生组织建议对单次发作、症状轻、间歇期长（≥5 年）者，一般可不维持治疗。也有较多专家认为，首次抑郁发作也应维持 6 ~ 8 个月的治疗。

有两次以上的复发，特别是近 5 年有 2 次发作者更应维持治疗。青少年发病，以及伴有精神病性症状、病情严重、自杀风险大、没有遗传家族史的患者，也应考虑维持治疗。维持的时间一般为 2 ~ 3 年。多次复发者应长期维持治疗。

药物治疗抑郁症
存在哪些误区

抑郁症的治疗方法有药物治疗、心理治疗和物理治疗。其中，药物治疗贯穿抑郁症病程治疗的全过程，效果肯定。但许多患者在服用抗抑郁药物的过程中，没有注意到用药禁忌，常常导致用药误区，以致抑郁症状反复发作，影响健康。

> **误区一：只要是抑郁症，都主要使用药物治疗**

抑郁症状可能是各种不同原因引起的共同表现，有些适合药物治疗，有些需要心理治疗，还有些需要联合使用药物和心理治疗。抗抑郁药不可能治好所有的抑郁症。

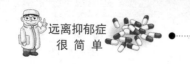
美国精神医学学会曾表示，迄今所有的抗抑郁药疗效大体相同，为 50%～75%。当一种抗抑郁药无效时，虽然可通过加用另一种增效药或换用一种药获得疗效，但仍有 20%～30% 疗效不佳。

临床证实，有些抑郁症的发病与心理、社会压力有关，有的患者有认知误区，有的患者对"压力"有不健康的应对方式，有的患者存在人际关系障碍，这些患者都需要认知行为治疗或人际关系治疗。临床调查发现，在多种药物治疗效果不满意的患者中，有的存在认知误区，通过认知治疗帮助其识别、解决认知误区后病情迅速缓解。也曾有患者在大剂量抗抑郁药治疗下，依然整天卧床不起、精神萎靡。经医生深入了解发现，患者对工作"压力"有回避行为。当医生向患者说明回避的危害，鼓励他们增加活动、勇敢面对问题后，疗效迅速上升。可见，抑郁症的治疗既需要药物治疗，也需要心理治疗，细致全面评估之后才能获得良好的治疗效果。

→ 误区二：急切希望在短时间内治愈

丁先生得知妻子命丧车祸的噩耗后，无法自拔，以致心态失衡，患上了抑郁症。儿子陪他看医生，服了一星期的药，病情未见起色，于是改看专家门诊。三天后，丁先生觉得病情还是老样子，不见好转，就换了一家医院……短短一个半月，丁先生在子女的陪同下，跑了 5 家医院，看了 10 次专家门诊，换了 6 位专家，结果病还是没有好。

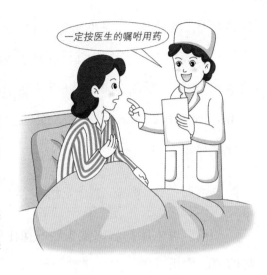

一定按医生的嘱咐用药

生了病，希望能早日痊愈，患者的这种心情可以理解。但是，俗话说"病来如山倒，病去似抽丝"，疾病的发生和转归有它的自然规律，得有个时间过程，心急不得。再说药物起效也需要时间。一般地说，目前常用的三环类抗抑郁药进入人体后，最快的起效时间至少需两周，有些患者需 3 周甚至更长时间。因此，治疗抑郁症要有耐心，在短时期内频繁换医生、调换药物并非良策。

→ 误区三：用药剂量不足

30 岁的李小姐与毛先生相识后陷入情网。可后来，李小姐知道毛先生是有妇之夫，开始后悔当初自己没有守住最后

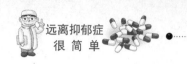
那道防线。渐渐地，李小姐得了抑郁症，接受抗抑郁药治疗。一段时间后，李小姐的心情好了一些，却迟迟没有恢复到病前状态。原因是李小姐听人说，服抗抑郁药后人会发胖，便偷偷减量。后来在医生的指导下恢复药物剂量，才逐渐痊愈。

→ 误区四：长期服药会损伤大脑

的确，有人服药后感觉头脑好像比以前迟钝了，这与药物的镇静作用有关，而且是暂时性的。随着服药时间延长会逐渐消失，停药后可以完全恢复。根据目前资料，即使是上学的青少年，服抗抑郁药也不会损伤智力。

→ 误区五：长期服药会上瘾，以致不能停药

绝对不会。抗抑郁药没有成瘾性，抑郁症好转以后，可以逐渐停药。之所以有人会很长时间服药，是因为他们的症状没有得到控制，不能够停药而已。抗抑郁药不能突然停药，应在专科医生的指导下，逐渐减量，渐渐停药。

→ 误区六：用抗抑郁药治疗其他精神疾病

在现实生活中，人们将其他的精神和行为问题误认为是抑郁症，长期使用抗抑郁药治疗的情况也时有发生。例如：

将抗抑郁药用于没有抑郁症状的阿尔茨海默病（老年性痴呆）；单用抗抑郁药治疗妄想、幻觉等精神病性症状，结果不能解决问题，反而引发了一些新的问题。

其实，抑郁症的表现症状非常复杂多样，有许多不同类型，程度有轻有重，易与其他精神和行为问题混淆，在缺乏专业训练的情况下，发生漏诊、误诊不足为奇。曾有调查显示，多数内科医生仅能识别约20%的抑郁症，说明医务人员识别抑郁症的能力十分有限，更不要说不懂医的老百姓了。因此，当患者出现其他的精神和行为问题时，最好请精神或医学心理专科的医生诊治，千万不要道听途说，把并非抑郁症的情况误认为抑郁症，擅自长期使用抗抑郁药治疗。

患者停药需要
考虑哪些问题

对于决定停药的患者，医生应该告知患者一些预示复发的征兆或表现，包括睡眠和食欲的改变，情绪的低落或敏感性增加。尤其在经历某些应激事件或处于紧张压力的状态

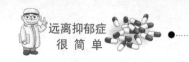

下，要对自身情况更加重视。临床医师还应能鉴别停药症状与抑郁症状的复发，自停药2周内，应监测停药症状的发生，能够随时与患者联系并进行及时有效的沟通。还应告诫患者和家属停药综合征不是成瘾或依赖。

许多抗抑郁药物突然停用能导致一系列的心理症状和生理症状，称为抗抑郁剂停药综合征，其特征是突然停用抗抑郁药物后快速出现一项或多项以下症状：焦虑、哭泣、困倦、头痛、多梦、失眠、情绪不稳、恶心和异常感觉等。抗抑郁剂停药综合征是一种临床常见现象，某些药物发生率甚高，应引起临床医生和患者及家属的重视。由于该症状一般程度轻微、持续短暂，因此抗抑郁剂的停药症状不应影响到医生使用抗抑郁药物治疗抑郁症的决策，患者也不必过分担忧。采取逐渐减量的方法可大大减少或控制症状。

一般来说，在持续治疗2年后，医生和患者就需要考虑停药的问题，双方应该共同评估继续用药和停药之间的效益风险比，也就是比较继续用药预防复发的好处以及用药所致的不良反应、经济负担以及生活不便等问题，以决定是否停药。

什么是**电休克**治疗

电休克治疗（ECT）也称为电抽搐治疗或电痉挛治疗，是一种疗效好、见效快、没有药物不良反应等优点的治疗方法，是精神科临床最常用的非药物治疗方法之一，也是治疗抑郁和躁狂的最有效的方法之一。它是通过电休克机，利用微弱、短暂、适量的电流，由置于头皮的两根电极刺激大脑，在颞叶诱发癫痫样发作性放电，引起患者意识丧失和全身抽搐发作，以达到控制精神症状的一种治疗方法。

哪些患者适合进行
电休克**治疗**

电休克治疗是一种科学、有效、安全的治疗方法，但需由医生对患者实施必要的检查，严格掌握适应证和排除禁忌证后才能进行，必须在医院由医生实施。电休克治疗的适应证包括：

①严重的抑郁症，有强烈自伤、自杀企图和行为者。

②极度兴奋躁动，冲动伤人者。

③拒食、不语、不动，无法正常工作、学习和生活者。

④精神药物治疗无效或对药物治疗不能耐受者。

对于这些患者，应用电休克治疗会具有显著疗效，且疗程短，一般都能迅速控制他们的精神症状，恢复他们的生活自理能力，有些患者甚至治疗一次即能出现"戏剧性"效果，尤其对伴有严重自杀企图、木僵拒食、剧烈兴奋躁动及有严重攻击冲动行为的患者，电休克治疗常可使症状迅速消除。

采用电休克治疗前，需排除禁忌证及禁忌人群，主要包括：颅内病变、脑血管疾病、中枢神经系统炎症和外伤；心血管疾病、冠心病、心肌梗死、高血压、心律失常、主动脉瘤及心功能不全者；骨关节疾病，尤其新近发生者；出血或不稳定的动脉瘤畸形；有视网膜脱落潜在危险的疾病，如青光眼；急性的全身感染、发热；严重的呼吸系统疾病，严重的肝、肾疾病；使用利血平治疗者；老年人、儿童及孕妇。

电休克治疗过程有哪些

以往的电休克治疗，治疗过程非常像癫痫患者的抽搐大发作。由于患者在治疗时会出现全身肌肉不自主的猛烈收缩，而发生遗尿现象，因此在给患者实施治疗之前先让患者排空小便；有些患者在治疗过程中会因为强烈的肌肉收缩而导致骨折，因此需要医护人员分别对患者的胳膊、腿和腰部加以压服以加强对患者的保护；电流通过后，患者面部的肌肉会不由自主地强烈抽动，眼睛向上翻，脖子向后挺，全身抖动不已。

目前的电休克治疗方法是改良后的，又称无抽搐电休克治疗。每一次电疗仅需要大约 30 焦耳的电能，相当于一只 30 瓦的灯泡亮 1 秒钟所需的电能，并不是电击患者。在通电前给予麻醉剂和肌肉松弛剂，减轻了肌肉的强直及抽搐，避免骨折、关节脱位等并发症的发生，所以安全性更高，禁忌证也较传统电抽搐治疗少。治疗过程中患者也不会再像以往那样在手术台上翻腾抽搐，医护人员也不必再努力加以压服。如今，在医院里往往出现刚刚接受了电休克治疗的患者醒来时，会怀疑自己是否真的经历了这个治疗过程。

电休克治疗整个疗程需要 6 ~ 12 次，通常治疗一个疗程就能见效。一般每隔一天实施一次，每次治疗需要 20 分钟，患者能够很快从麻醉中清醒过来，1 ~ 2 小时后即可离开。

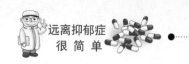

电休克治疗有
哪些**不良**反应

现代改良后的电休克治疗常见的并发症主要是头痛、恶心、呕吐和可逆性的记忆减退等。一般认为，电休克治疗对记忆的影响是有限且暂时的，临床上这些症状一般在治疗后都会自行好转而无须处理。美国国家精神卫生研究所也认可该疗法，"明确地认定为一种有效的疗法，而且在某些情况下，它是一种救生疗法"。

电休克治疗的局限性主要有：实施起来较为复杂且有一定危险性，需要全麻和吸氧，基层医院开展难度较大；由于电休克治疗技术和设备等要求高，治疗费用也较高；电休克治疗和药物治疗一样不能一劳永逸，要维持治疗，否则许多患者的病情会复发，一般推荐在电休克治疗后的 6 个月里以药物治疗或者非经常性的电休克治疗作为后续维持治疗。

... 第三章

生活调节
治疗抑郁症

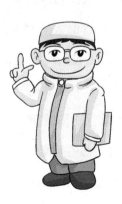

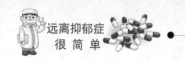
饮食与抑郁症有什么关系

情绪和食物是相互联系的。当你在严格节食时，心情大多沮丧，而当你深嗅一下喜爱的食物并咬上一口时，感觉是多么美好。生活中，有人会觉得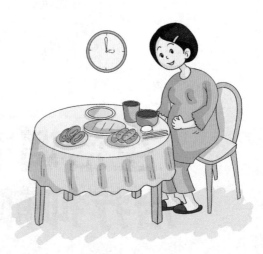"在烦恼抑郁的时候，吃是唯一的安慰"。

合理的饮食能够有效地保持身体和精神的健康状态，对抑郁症的防治也大有裨益。脑中的 5 - 羟色胺、多巴胺、肾上腺素等会受我们所吃的食物的影响。当分泌 5 - 羟色胺时，大脑呈休息、放松状态。当分泌多巴胺及肾上腺素时，我们倾向于思考、动作敏捷，也较具有警觉性。

5 - 羟色胺在食物和情绪之间提供了一个桥梁。对下丘脑内 5 - 羟色胺水平的测定显示：5 - 羟色胺在食物吸收期间降低，在预期食物到达时升高，在进食期间达到高峰，它主要对碳水化合物的摄入发生反应。5 - 羟色胺来源于饮食中的色氨酸，血中色氨酸水平随饮食中碳水化合物含量的变化而变化，血中色氨酸和脑内 5 - 羟色胺水平的升高可能是美食导致情绪激动的原因。提高脑内 5 - 羟色胺水平的药物是强力的食欲抑制剂，其代表药物右旋氟苯丙胺曾被用来治疗肥胖，且疗效显著，但由于其不良反应较大而被停用。

因此，饮食与情绪有关，对已有抑郁倾向或已患抑郁症的人，日常生活应遵循一定的饮食原则，以尽快摆脱抑郁困扰。

治疗抑郁症的**饮食**原则是什么

→ 多吃含钙食物

一般认为，抑郁症患者往往缺乏食欲，消化吸收差。而多吃含钙食物，可增进食欲，促进消化吸收，易使人保持愉快的情绪。因此，抑郁症患者宜多吃含钙食物。常见的含钙较丰富的食物有：黄豆及豆制品、牛奶、鱼、虾、红枣、柿子、

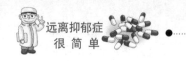

韭菜、芹菜、蒜苗等。

→ 注意补充镁

镁有抑制神经应激性的作用，机体缺镁时，常常会使人郁郁寡欢，乏力倦怠，情绪消极，有人还会发生惊厥。虽然含镁的食物比较丰富（如畜禽肉类、鱼类、蛤类、绿色蔬菜、豌豆以及大部分水果中均含有丰富的镁），但是，长期偏食、节食和消化功能紊乱的人，仍会出现镁缺乏。粮食加工过于精细，也会使镁的损失很大，因此，心情抑郁者应多吃杂粮、粗粮，最好粗、细粮搭配食用。

→ 补充氨基酸

氨基酸对振奋人的精神起着十分重要的作用。大脑必须利用氨基酸来制造某种神经递质。色氨酸是大脑制造神经递质的重要物质，它可以增加5-羟色胺的合成；对缓解抑郁症状有很大帮助。在某些食品中含有较丰富的色氨酸，如牛奶、牛肉、火鸡肉、鸡肉、鱼肉、扁豆、豌豆、药用酵母、花生、坚果和大豆，多食用上述食品及碳水化合物，有助于大脑摄取色氨酸。色氨酸太少就会造成脑子里神经传递素的下降，其后果是使人出现抑郁症。

→ 补充 B 族维生素

B 族维生素对治疗抑郁症有较大的帮助。B 族维生素能够帮助体内氨基酸代谢,对神经系统作用巨大。研究人员发现,如果抑郁症患者的血液中含有较多的维生素 B_{12},患者治疗后效果就比较显著。老年患者如果体内含有较多的维生素 B_1、维生素 B_2 和维生素 B_6,治疗效果明显好于其他抑郁症患者。

含有丰富 B 族维生素的食品有:小麦胚芽、猪腿肉、大豆、花生、里脊肉、火腿、黑米、鸡肝、胚芽米等是含有丰富维生素 B_1 的食品;猪肝、牛肝、鸡肝、香菇、小麦胚芽、鸡蛋、奶酪等是含有丰富维生素 B_2 的食品;畜禽肉类、牛奶、酵母、鱼类、豆类、坚果类、蛋黄、蔬菜、奶酪等是含有丰富维生素 B_6、维生素 B_{12}、烟酸、泛酸和叶酸的食品。饮食中应注意多食用以上食物。对于严重抑郁症患者,也可在医生指导下使用 B 族维生素注射液。

→ 多吃糖类

糖类对脑部有安定的作用,多吃糖类能够提高脑部色氨酸的含量,色氨酸可参与合成 5-羟色胺,有稳定情绪、解除

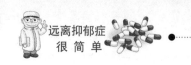
焦虑的作用。如果你感到紧张而希望能够放松心情时，可以吃较多的糖类。糖类分单糖和双糖。单糖有蔗糖、葡萄糖、麦芽糖。双糖包括淀粉、糖原、糊精、膳食纤维。双糖主要来源于谷类、薯类、豆类等食物中。

适合抑郁症患者食用的 食物有哪些

鱼肉、香蕉、葡萄柚、菠菜、樱桃、大蒜、南瓜、低脂牛奶等，这些食物能帮助身体所储存的血糖转变成葡萄糖，葡萄糖能帮助人体维持旺盛精力和消除焦虑。

→ 深海鱼

住在海边的人都比较快乐，这不只是因为大海让人神清气爽，还因为住在海边的人经常吃鱼。哈佛大学的研究指出，海鱼中的 ω - 3 脂肪酸与常用的抗忧郁药如碳酸锂有类似作用，能阻断神经传导路径，让我们的身体分泌出更多能够带来快乐情绪的 5 - 羟色胺。

→ 香蕉

嫩黄色的香蕉不仅美味，而且含有一种称为生物碱的物质。生物碱可以振奋人的精神和增强信心。而且香蕉含有色氨酸和维生素 B_6，这些都可帮助大脑制造 5 - 羟色胺。

→ 葡萄柚

口感好、水分足的葡萄柚带有淡淡的苦味和独特的香味，无论是吃起来还是闻起来都非常新奇，可以振奋精神。而最重要的是，葡萄柚中维生素 C 含量丰富，它不但可以维持红细胞的浓度，增强身体的抵抗力，而且可以抗压。最重要的是，在制造多巴胺、肾上腺素这些愉悦因子时，维生素 C 也是重要成分之一。

→ 全麦面包

碳水化合物的摄入可促进体内 5 - 羟色胺的增加，有些人把面食、点心这类食物当作可以吃的"抗抑郁剂"是有一定依据的。但是吃点心容易摄入过多热量，所以吃复合性的碳水化合物，如全麦面包等，抗抑郁效果慢一点，但更合乎健康原则。

→ 菠菜

动画片中大力水手吃了菠菜后会力大无穷，其实吃了菠菜还会心情大好。研究人员发现，缺乏叶酸会导致脑中的 5 - 羟色胺减少，导致抑郁情绪，时间长了后会出现无法入睡、健忘、焦虑等症状。几乎所有的绿色蔬菜和水果都含有叶酸，而菠菜含叶酸最多，能提高人脑中的 5 - 羟色胺含量，有助于晚上入睡，缓解焦虑和抑郁症状。

→ 樱桃

樱桃被称为自然界的阿司匹林。因为樱桃中有一种叫作花青素的物质，能够让人产生快乐感，在心情不好的时候吃一些樱桃有时比吃任何药物都有效。

→ 大蒜

大蒜虽然会带来不好的口气，但也会带来好心情。德国科学家一项针对大蒜的研究发现，食用大蒜后可以带来好心情，焦虑症患者吃了大蒜制剂后，感觉不那么疲倦和焦虑了，也不容易发怒了。

→ 南瓜

南瓜之所以和好心情有关，是因为它富含维生素 B_6 和铁，这两种营养素都能帮助身体所储存的血糖转变成葡萄糖，葡萄糖是脑部唯一的供能物质。

→ 低脂牛奶

纽约西奈山医学中心研究发现，让有经前综合征的妇女每天吃 1000 毫克的钙片，3 个月后 3/4 的人都感到更容易快乐，不容易紧张、暴躁或焦虑了。日常生活中，钙的最佳来源是牛奶、酸奶和奶酪，且低脂或脱脂牛奶含有较多的钙。

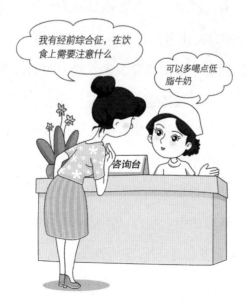

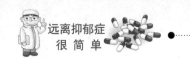

哪种颜色的食物
能**改善**患者症状

　　红色食物中含有丰富的 β 胡萝卜素、天然铁质和番茄红素，有助于减轻疲劳，并且有驱寒作用，可以令人精神抖擞，增强自信及意志力，使人充满力量。我们常吃的苹果、樱桃、大枣、西红柿、红辣椒、草莓、西瓜等都是抑郁症患者的天然良药。红色蔬果在视觉上也能给人刺激，让人胃口大开，精神振奋，所以，红色食物是改善抑郁、焦虑情绪的天然药物，是抑郁症患者的首选，不妨多食用。

　　橙色食物含有丰富的胡萝卜素，是强力的抗氧化物质，可以减少空气污染对人体造成的伤害，并有抗衰老功效。由于橙色接近光谱中红色的一端，因此同样可让人心情愉快，精神旺盛。这类蔬果常见的有南瓜、橙子、橘子、胡萝卜等。

　　黄色的食物能帮助人们培养正面开朗的心情，增加幽默感，还能让人精神集中。所以，在精神涣散的夜晚，喝一杯甘菊茶有助思维重新进入状态。这类食物常见的有香蕉、玉米、柠檬、哈密瓜等。

抑郁症常用的食疗方有哪些

可用玫瑰花、佛手、夏枯草、菊花、龙眼肉任选 2 ~ 3 种泡茶，既方便又实惠有效。有疏肝解郁，理气宽中，清泻肝火，补心安神，养血益脾之功。

→ 甘麦大枣汤

甘草 10 克，浮小麦 30 克，大枣 6 枚，放入两碗清水中煎至一碗，去渣饮汤，连服 5 ~ 7 天，适用于幻觉、烦躁不安、失眠、潮热盗汗等患者。

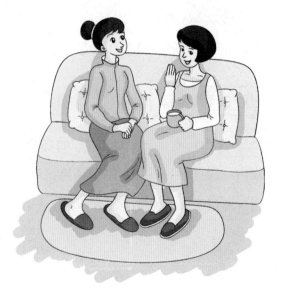

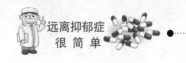
天麻炖猪脑

天麻 10 克，猪脑 1 副，清水适量，隔水蒸熟服用，每日或隔日 1 次，连用 5 ~ 7 次。适用于眩晕眼花、头痛、耳鸣及合并有高血压、动脉硬化的患者。

百合鸡蛋汤

百合 60 克，加水 3 碗煎至 2 碗，取鸡蛋 2 个，去蛋白，将蛋黄搅烂，倒入百合汤内搅匀，煮沸，加冰糖适量调味，一日内分 2 次服完。适用于心神不宁、心烦少寐、头晕目眩、手足心热、耳鸣、腰酸背痛等患者。

虫草炖水鸭

水鸭 1 只，去内脏洗净，将冬虫夏草 10 克，放入水鸭腹内，缝好切口，加水适量炖熟，用盐、味精调味，佐餐食用。适用于久病体虚、食欲不振、失眠、阳痿、遗精等患者。

更年期抑郁症患者
怎样选择食物

→ **均衡且多样**

由于更年期时身体新陈代谢会降低，每餐建议只吃八分饱，而食材尽量多样，包括五谷根茎类、油脂类、蛋鱼肉豆类、奶类、蔬菜类、水果类等食物。如果一天能够摄取 30 种食物，就比较容易保持饮食均衡且多样的原则。

→ **避开发汗食物**

更年期容易潮热，平时应尽量减少咖啡、酒等刺激性饮料以及辛辣的食物，避免加重出汗、发热的情形，影响心情。

→ **每天多摄取一点儿钙**

缺乏钙质会令人抑郁，加上更年期容易流失钙质，不妨多摄取含钙的食物，如小鱼干、酸奶、黄豆等。接近 50 岁者建议钙质每日摄取量为 1000 毫克，50 岁以上者为 1200 毫克。

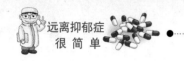
善用黄豆

黄豆中所含的色氨酸、异黄酮、钙质等营养成分，可以改善更年期潮热、心悸、盗汗、失眠、心神不安等不适。其中异黄酮的作用类似雌激素，被视为"激素补充疗法"的最佳替代物质，建议更年期女性适量食用。

多吃黄绿色蔬菜

到了更年期，容易出现肠胃蠕动变慢、便秘的现象，令人苦恼，而黄绿色蔬菜不仅是维生素和矿物质的主要来源，具有抗氧化、抗癌的作用，也富含膳食纤维，可预防便秘，又能增加饱腹感，有助于控制热量摄取，避免发胖。

多吃深海鱼

深海鱼富含 ω - 3 脂肪酸，可降低动脉阻塞、罹患高血压及抑郁症的概率，可作为更年期女性的日常养生饮食，但建议不要以油炸方式烹饪。

产后抑郁怎样选择食物

多摄取富含 B 族维生素、维生素 C、镁的食物，能够增加 5-羟色胺，缓解和预防产后抑郁。

→ 富含 B 族维生素的食物

B 族维生素是构成脑神经传导物质的必需物质，还可促进色氨酸转换为烟酸，舒缓情绪波动。

维生素 B_1：可以从五谷杂粮、芝麻、葵花子、猪肉等食物中摄取。

维生素 B_6：平时可以从肉类、五谷杂粮、糙米、坚果类、香蕉、梨、葡萄、包菜、番茄、花椰菜等食物中摄取。

维生素 B_{12}：富含于动物性食品中，不爱吃肉者容易缺乏，平时可从动物内脏、瘦肉、牛奶、鱼肉、奶酪中摄取。

泛酸：大部分食物都有，一般人不会缺乏，但是泛酸很容易在食物精加工的过程中受到破坏，未精加工的谷类是较理想的来源。

烟酸：富含于肉类、奶类、全谷类、菌类等食物中。

叶酸：可从肝脏、蛋、糙米、花生、鲭鱼、芦笋、胡桃等食物中摄取。

→ 富含镁的食物

镁具有放松紧张情绪、美化肌肤、促进钙和磷代谢等作用。空心菜、菠菜、发菜、豌豆、红豆、绿豆、小麦胚芽、腰果等，都是不错的摄取来源。

→ 富含维生素 C 的食物

维生素 C 与体内细胞膜的完整有关，能强化免疫力、促进胶原形成，并具有消除紧张、安神、宁心等功效。新鲜蔬果如花椰菜、油菜、小白菜、生菜、马铃薯、番茄、柑橘、柳橙、葡萄柚、木瓜、香瓜等，都是不错的摄取来源。

经前抑郁者
怎样选择食物

部分女性在经期前一周会出现种种不适症状，称为"经前症候群"。主要表现为情绪起伏不定，容易情绪低落，因小事发怒。轻微者可以通过均衡的营养摄取，良好的饮食习惯改善症状。

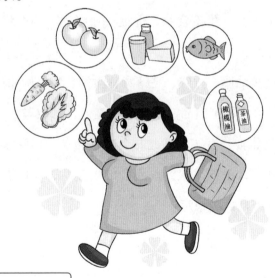

→ 宜多吃的食物

蛋、鱼、肉、奶、蔬菜、水果、五谷杂粮都要均衡摄取。

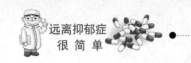
多吃富含膳食纤维的食品，增加血液中的镁含量，可发挥镇静神经的作用。多吃绿叶蔬菜与淀粉类食物；减少肉类的摄取比例，多吃山药、香蕉、苹果、马铃薯等有抗压功能的食物。

→ 避免食用的食物

经期前一周就要调整饮食习惯，要尽量避免茶、酒、咖啡等刺激性食品。咖啡因会促进乳房胀痛，还会引发焦虑不安、抑郁的症状。

避免冰品、生冷食物，保证气血畅通，为即将来临的经期做好准备。

避免高油脂、过咸、高糖及刺激类食物，例如油炸食物、糕饼、酱菜、加工肉品、罐头、巧克力、辣椒等。

少吃甜食：有些女性此时会嗜吃甜食，但吃太多甜食会让血糖升高，消耗太快，反而会加重症状，应以五谷杂粮代替，尽量维持血糖稳定。

抑郁症患者的饮食
有哪些禁忌

→ 忌错过正餐

现代人常因为赶时间不吃早餐，或者不觉得饿就少吃一餐，这些生活习惯对身体和心理健康都有负面影响。人体处在低血糖状态容易疲倦、体力不济、注意力不集中，增加心脑血管的负担，也容易引发焦虑和空虚感，加重抑郁症的病情。

→ 忌边用餐边开会

应该在心情愉快、悠闲、没有压力的状态下用餐。一边用餐一边开会，容易使身心处在紧张、高压的状态，一方面用脑过度，另一方面也没有心思选择均衡的饮食，只求填饱肚子，于健康无益。

→ 忌吃油炸食物

吃油炸食物，容易吃进大量过氧化物，引起各种健康问

题，造成身体不适。平常尽量以蒸、煮方式进行烹调，减少油炸类食物的摄取，有益身心健康。

忌过度节食

经常节食的人也容易患抑郁症。一方面是因为摄取的热量变少，可能长期处于低血糖状态；另一方面容易营养不良，使体内缺乏某些营养素及微量物质，如缺少叶酸、维生素 B_{12} 及钙等，导致情绪不稳、疲倦、不安、沮丧。

忌不开心就吃甜食

许多人感到不开心或沮丧时就想吃东西。饼干或糖果是最容易随手取得的零食。饼干、糖果等零食虽然会刺激脑部立即产生 5-羟色胺，却因为在体内的消化速度很快，使 5-羟色胺也跟着快速下降，血糖快速波动，令人在短暂的精神大振之后，体力衰退，重新陷入疲倦和沮丧之中，反而弄巧成拙。

忌餐后立即劳动

用餐后应该稍事休息，放松心情，促进消化，有助于情绪稳定。

→ **忌喝水太少**

水是维持人体正常运作的必需品，不爱喝水的人容易疲倦、反应迟钝，身体也常容易出毛病。建议每天摄取足够的水分，饮水 1500～1700 毫升，可以减少罹患抑郁症和其他慢性疾病的概率。

适宜患者经常吃的
主食有哪些

→ **早餐卷**

【原料】面粉、鸡蛋各 500 克，枣泥 30 克，干莲子 100 克，白糖 650 克，菜油 20 克。

【制作方法】将干莲子肉去心，放入锅内，加清水煮熟至黏软。以清洁白布包莲子，揉烂成泥；将鸡蛋打入盆内，用筷子搅拌成糊状，加入白糖，静置 3 分钟，待蛋浆由淡黄转变为白色时，将面粉、莲子泥撒入，调和均匀待用。将蒸笼垫上干净纱布，放入木制方形框，抹上菜油后，倒入一半

的蛋浆，用铁瓢舀入方形框内摊平，再倒入余下的蛋浆摊平，入笼蒸熟，用小刀切成长条块即成，当早点食之。

【功效】健脾补心，养血安神。适用于心脾血亏所致的失眠、抑郁。

→ 酥皮蛋饺

【原料】豆腐（北）200克，油皮150克，香菇（鲜）15克，冬笋15克，青豆15克，小麦面粉30克，酱油5克，盐3克，味精2克，白糖5克，姜2克，花生油25克。

【制作方法】将豆腐洗净后碾压成泥状，放入碗内加盐、味精、白糖、面粉拌匀待用；香菇洗净切末；冬笋焯熟后切末；青豆泡发洗净切末；姜去皮切末；坐锅点火倒油，放香菇末、熟笋末、青豆末煸炒，加酱油、味精、白糖、姜末炒透入味，制成馅心；将油皮切成直径为12厘米的圆形片，然后逐个摊开，每片上先放豆腐泥，再放入馅心，然后再放豆腐泥，之后对折成半月形蛋饺约20个，上屉蒸约10分钟，取出凉凉待用；炒锅放旺火上，倒入花生油，烧至七成热时，逐个将蛋饺下锅炸至蛋皮呈金黄色，捞起沥油后即成。

【功效】补虚、安神，适于更年期抑郁症患者食用。

→ 参枣米饭

【原料】糯米 250 克，党参 10 克，大枣（干）30 克，白糖 50 克。

【制作方法】将党参、大枣放在砂锅内，加水泡发后煎煮 30 分钟左右，捞出党参、大枣，余下药液备用。将糯米洗净，放在大瓷碗中，加水适量，蒸熟后，扣在盘中，将党参、大枣摆在糯米饭上，药液加白糖，煎成浓汁后浇在枣饭上即成。

【功效】健脾益气。适用于心悸失眠、体虚气弱、乏力倦怠、食欲不振。

→ 茯苓饼

【原料】茯苓 50 克，糯米粉 200 克，白糖 10 克。

【制作方法】把全部用料放入小盆内，加清水适量，调成稠糊；在平锅上用文火摊烙成薄煎饼，适量食用。

【功效】健脾益气，和胃安神。适用于神经衰弱属脾虚湿重者，症见睡卧不安，饮食无味，精神萎靡。重度抑郁症患者宜将茯苓改用茯神（多孔菌科植物茯苓菌核中间天然抱有松根的白色部分），则宁心安神的作用更佳。

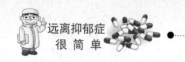
适宜患者经常吃的粥有哪些

→ **糯米山药粥**

【原料】圆粒糯米 1 杯，红枣 10 粒，山药 300 克，枸杞子两大匙，白砂糖半杯。

【制作方法】糯米洗净，加水 6 杯，烧开，改小火煮粥，红枣泡软，放入同煮。山药去皮、切丁，待粥已煮成时放入同煮至熟，并加糖调味。最后加入洗净的枸杞子，煮溶后关火盛出。

【功效】适于痰浊凝结型的抑郁症患者食用。

→ **青皮山楂粥**

【原料】青皮 10 克，生山楂 30 克，粳米 100 克，盐（或糖）适量。

【制作方法】将青皮、生山楂分别洗净，切碎后一起放入砂锅，加适量水，浓煎 40 分钟，用洁净纱布过滤，取汁待用。将粳米淘洗干净，放入砂锅，加适量水，用小火煨煮成稠粥，粥将成时，加入青皮、生山楂浓煎成汁，拌匀，继续煨煮至沸，加盐（或糖）即成。

【功效】适用于肝郁气滞型的抑郁症患者食用。

→ 三味粥

【原料】川芎、
元胡、桃仁各15克，
粳米适量，红糖适量。

【制作方法】诸
药水煎取汁1000毫升
左右，加入适量粳米
煮成粥，再加入适量
红糖调味服食。

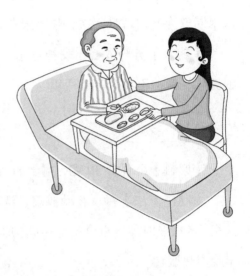

【功效】镇静安神。适合所有抑郁症患者食用。

→ 枣香蜜米粥

【原料】酸枣仁75克，乳香30克，牛黄0.5克，糯米
50克，朱砂15克，酒5毫升，蜂蜜30毫升。

【制作方法】将药研为极细末和匀，用酒5毫升和蜂蜜
等一起入锅，慢火煎成稀饭。

【功效】安神。适于失眠、抑郁症患者食用。

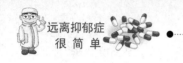
茯神粟米粥

【原料】大枣 5 枚，粟米 50 克，茯神 10 克。

【制作方法】先煎煮茯神，滤取汁液，以茯神液与大枣、粟米同煮为粥，每日 2 次，早晚服食。

【功效】健脾养心，安神益志。凡心脾两虚、惊悸、失眠健忘、精神不集中者皆适用。

冰糖百合粥

【原料】鲜百合 30 克，糯米 80 克，冰糖适量。

【制作方法】将百合剥成瓣，洗净，备用。糯米如常法煮粥，米将熟时加入百合煮至粥成，加入冰糖调味。每日 2 次，早晚温热服食。

【功效】宁心安神。适合于心肺两虚引起的虚烦、惊悸、睡眠多梦者。

桂圆肉粥

【原料】粳米 100 克，桂圆肉 15 克，红枣（干）5 克。

【制作方法】将桂圆肉、红枣、粳米一起入锅煮粥。

【功效】健脾补血。适用于心血不足的心悸、失眠、健忘、贫血、体质虚弱等的辅助治疗。

适宜患者经常饮用的

汤羹有哪些

→ 黑木耳豆腐汤

【原料】黑木耳 10 克，嫩豆腐 250 克，胡萝卜 30 克，水发香菇 150 克，麻油、精盐、葱花、姜、味精各适量。

【制作方法】黑木耳用温水泡发，去杂质后洗净；嫩豆腐切成小块，胡萝卜、香菇洗净切成小丁。先在锅内加入鲜汤一碗，把黑木耳、胡萝卜、香菇倒入，加姜、葱花、盐，烧沸后放入豆腐、味精，淋上麻油即可。

【功效】健脾除湿，通便解郁。本食疗方既能益中气、除湿浊、通大便，又可软化血管，适宜老年型抑郁症患者经常服食。

→ 山楂菊花汤

【原料】山楂 10 克，杭菊花 10 克，决明子 15 克（炒熟）。

【制作方法】将山楂、杭菊花放入砂锅中加适量水，烧

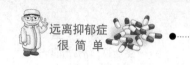
开后放入决明子，5 分钟后关火。代茶饮用。

【功效】适于抑郁患者食用。具有除烦、静心的功效。

→ 红白豆腐酸辣汤

【原料】豆腐（北）100 克，猪血 100 克，香菜 10 克，盐 3 克，胡椒粉 1 克，醋 20 克，味精 1 克，大葱 5 克，姜 1 克，大蒜（白皮）2 克，植物油 20 克，淀粉（玉米）10 克。

【制作方法】将豆腐块、猪血块切成粗丝，香菜洗净切成末，葱、姜均切成细丝，蒜切成片备用；将锅放至火上倒入植物油，烧热后放葱丝煸炒出香味，倒入约 1000 毫升水；将豆腐丝、猪血丝倒入汤内煮沸；将姜丝、蒜片、盐、味精、胡椒粉下入汤中稍煮 1 分钟；用湿淀粉勾稀芡，撒香菜末即可出锅。

【功效】适于女性抑郁症患者食用。

→ 当归羊肉汤

【原料】当归 30 克，羊肉 250 克，盐适量。

【制作方法】炖熟服食。

【功效】适于肾阳虚者食用。用于治疗月经时间先后不定，量忽多忽少，淋漓不断，或数月不行，头晕，目眩，腰痛，肢寒，神疲乏力，便溏，夜尿多，舌淡苔薄白，脉沉细无力等症。

→ 山药鸡肉汤

【原料】山药 60 克，鸡肉 500 克，黄精 30 克。

【制作方法】山药、鸡肉切块与黄精同放入碗中，加水适量，隔水炖熟。

【功效】适用于更年期肾阴虚者，症见眩晕、耳鸣、头部脸颊阵发性烘热、五心烦热、腰膝酸痛、多梦少寐、口干心悸、潮热、舌红少苔、脉细弱等。

→ 豆腐丝瓜汤

【原料】豆腐（北）200 克，丝瓜 320 克，盐 3 克，植物油适量。

【制作方法】将丝瓜去角边，斜切成厚块；用植物油起锅，将丝瓜爆炒一会儿，然后加适量清水入锅，与丝瓜一同煲开后将豆腐放入锅中，然后再烧开，加盐调味即可。

【功效】强健骨骼，增加钙质，凉血解毒，清肠消滞。适用于经前抑郁综合征者。

→ 蘑菇鸭块汤

【原料】鸭肉 500 克，蘑菇（干）100 克，料酒 10 克，

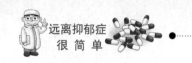

盐 10 克，姜 5 克，大葱 5 克。

【制作方法】鸭肉切成 2 厘米见方，洗净血水，同蘑菇一起放入炖盅内，加入料酒、盐，另用锅将清汤和葱、姜略熬片刻，捞起葱、姜，将汤倾入炖盅内，盅口用玻璃纸一张（15厘米见方）封牢，炖煮 1 个半小时后取出即成。

【功效】滋补身体，清热润肠，适合体质虚弱的抑郁症患者常食。

运动有利于治疗抑郁症吗

研究显示，抑郁症患者经过持续的运动后，抑郁的情绪大为改善。另一个针对一般男性的研究也显示，不运动的男性患抑郁症的概率是运动男性的 12 倍。总结起来，运动对于抑郁症患者的影响主要体现在以下三个方面：

→ 减轻压力

身体在运动时会促进内啡肽的分泌，令人感到快乐，减轻压力对抑郁症患者的影响。

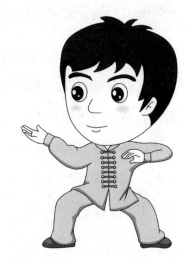

→ 转移注意力

当身体活动到一定程度时，抑郁症患者的注意力自然会被转移，不再沉迷于负面的想法中。

→ 增强自信

持续进行运动，体力变好，疲劳、无力的状态会获得改善，这种转变能令抑郁症患者产生自我掌控感，提高自信心。

抑郁症患者应**遵循**
什么样的运动原则

尽管人人都知道适量运动有各种各样的好处，但并非所有运动都适合抑郁症患者，如具有竞争性的运动就不适合，因为与人竞争会增加压力。超过 90 分钟的激烈运动会释放出压力激素，也不利于抑郁症患者。抑郁症患者运动时应遵循以下原则：

→ 制订合理的运动计划

抑郁症患者要想达到最佳运动治疗效果，就应该根据自身情况来合理制订运动计划，要依据年龄、病情、身体素质、运动经历等个体差异来安排适合自己的运动方式。平日缺乏运动的抑郁症患者应从简单的运动方式开始，由低强度到中强度，以身体可承受的方式去做一些力所能及的运动，如步行、上下楼梯等。

→ 注意运动时间和强度

抑郁症患者在进行运动前应进行全面的体格检查，以排除各种可能的合并症或并发症，以此确定自己的运动量。运动不应操之过急，超出自己的适应能力。运动量的大小和时间的长短以不发生主观症状（如心悸、呼吸困难或心绞痛等）为原则。

运动时间的计算包括运动前的准备活动、运动过程以及运动后的放松活动，一般情况下是运动前后应分别留出 5 ~ 10 分钟的热身或放松时间，使机体逐渐适应从静止到运动或从运动到静止的变化。

由于个人的体质、所伴随的疾病等不同，运动强度也不可能一致。一般情形是，运动时应达到个体最大运动心率的

70% ~ 85%，运动以有节奏、张力性及重复性活动为宜。

只有达到一定的运动量并长期坚持，才能起到缓解抑郁的效果。

适合抑郁症患者的
运动项目有哪些

抑郁症的发病因素较多，适合抑郁症的运动项目也在不断推陈出新，例如散步、瑜伽、慢跑、体操、养生太极拳、游泳、放风筝、水中有氧运动等，都是可供抑郁症患者选择的运动项目。

抑郁症患者怎样散步

散步宜在优美安静的环境中进行，能改善心肺功能，提高摄氧效果，建议每天步行 1500 米，并力争在 15 分钟内走完。以后逐渐加大距离，直到 45 分钟走完 4500 米，早晚进行均可，但以"晨走"效果更佳，因为清晨散步，会加快"唤起"新

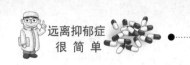
陈代谢功能，进而有效缓解抑郁症状。也可根据自身体力，调节行走速度。患者能长期（至少 1 个月）坚持每天一次户外散步，就能收到明显效果。

散步可以用于抑郁症治疗，如果患者同时还伴有其他疾病则可以选择不同的散步方式，下面介绍有益于不同病症的散步方式。

→ **普通散步**

散步速度应保持在每分钟 60～90 步，每次 20～30 分钟为宜。此方法适合冠心病、高血压、脑溢血后遗症或患有呼吸系统疾病的老人。

→ **匀速散步**

散步时昂首阔步、健步快走，每分钟 80～90 步，每次 30～40 分钟。此方法适合于慢性关节炎、胃肠道疾病恢复期的患者。

→ **逆向散步**

又称倒退散步。散步时膝盖挺直，目视前方，每次先倒退 100 步，再向前走 100 步，反复多遍，以不觉疲劳为宜。

此法可防治老年腰腿痛、胃肠道功能紊乱。

→ **定量散步**

此方法是按照特定路线、速度和时间走完规定路程，最好是平坦路面与爬坡攀高交替进行，快慢结合。此法对锻炼老年人的心肺功能大有益处。

→ **摆臂散步**

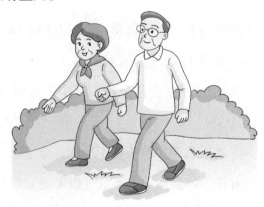

散步时两臂随步伐做较大幅度摆动，可强化骨关节和呼吸功能，防治肩周炎。

→ **摩腹散步**

这是中医传统的运动养生法。每走一步用双手旋转按摩腹部一周，正反方向交替进行，每分钟 40～60 步，每次 5～10 分钟。此法适合患有慢性胃肠疾病的老人。

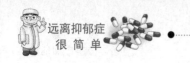
抑郁症患者怎样

进行 **跑步** 锻炼

科学研究证实，跑步时大脑分泌的内啡肽是一种类似于吗啡功能的生化物质，是天然的止痛剂，并能给人以轻快感，对减轻心理压力具有独特的作用。跑步时间选择在傍晚为宜，速度每分钟120步，每周至少3次，每次持续15分钟。

有人认为，跑步谁不会啊，穿上运动服，再配上一双比较有弹力的运动鞋，不就可以了吗？看似平常的一项基本的运动，其实有许多科学性在里面，如果平时锻炼不注意，很容易造成运动损伤，而且即使你跑到体力已经消耗殆尽，也没什么健身效果。以下不正确的跑步姿势需及时纠正。

（1）跑步低头。有的人跑步时喜欢低头，这种姿势并不正确。跑步时要保持头和肩膀的稳定，尽量让头朝着正前方，除非道路不平，否则不要低头，两眼要注视前方，不能窝胸，要把胸打开。

（2）手臂摆动幅度大。有的人跑步时手臂摆动幅度很大，似乎可以锻炼到手臂，不过大幅度的摆臂姿势并不正确。正确的应该是左右动作幅度不要超过身体正中线，保持手臂的放松，肘关节大约呈90度角。

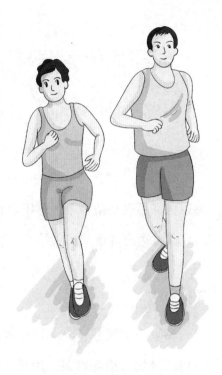

（3）上身挺直。有的人在跑步机上跑步时，上身挺得直直的，这样其实也是不对的。跑步时，腰部要保持自然的直立，但不能过直，而且要保持身体前倾状态。前倾状态可以减轻膝关节的重负，减少运动伤害，而且还能保持较高的动力。

（4）步伐大。有的人跑步的步伐特别大，小腿伸得特别远，这也是不正确的。因为步伐太大就会用脚跟着地，对骨和关节有损伤，正确的姿势应该是用脚掌着地，这样可以起到缓冲作用，不会损伤到骨骼。

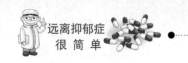
抑郁症患者怎样

进行 **瑜伽**锻炼

瑜伽是一种调节心身的运动，瑜伽的缓慢动作、放松功、冥想功都可以从精神上缓解压力和紧张、烦躁、焦虑的心情，因此非常适合抑郁症患者练习。

→ 方法一

站立，双腿分开 30 厘米，脚尖向前，手臂前伸，与地面平行。吸气，抬起脚跟，用脚尖站立；吐气，下蹲，缓缓将臀部放于脚后跟上，保持背部挺直和脚尖着地。正常呼吸，动作维持 5 秒钟，吸气，站起。吐气，放松，再重复做一遍。

→ 方法二

身体直立，两腿张开，力度集中于肛门处。双手高举过头，两掌心的距离大约为头的宽度。慢慢地把腰部转向左侧，上半身和手臂也跟着转动，背部尽量伸直。慢慢回转，朝向正面时双手慢慢放下。休息片刻，向另一侧做同样动作。

→ **方法三**

山式：盘坐，双手十指交叉，吸气，双手向上伸展，翻转掌心向上，两臂伸直，呼气后，下巴抵住胸骨做悬息，无法悬息时，抬头，吸气，呼气时，两臂缓缓落下。

→ **方法四**

弓式：俯卧，弯曲两腿靠近臀部，双手抓住两脚，吸气，将两腿两手尽量向上提升，悬息或保持轻柔的呼吸，保持一会儿，呼气，将身体缓慢放下。

练习时要注意：尽个人所能，才是正确的练习法。

抑郁症患者怎样
练习太极拳

在太极拳运动中，大脑神经中枢都集中在动作中，即意识引导动作，运动神经的兴奋性压倒了疾病的神经兴奋。久练太极拳，有助于恢复被疾病所抑制的功能，使之重新兴奋，从而调节各个系统的神经功能，达到治病健身的目的。

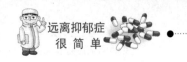
太极拳适用于各种类型的抑郁症患者，但运动时要注意动作幅度的控制，结合自己的实际情况进行锻炼，以不增加身体的痛苦为前提。

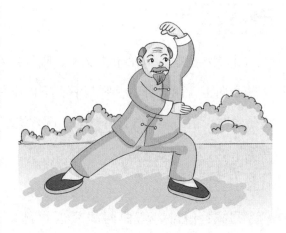

打太极拳要求松静自然，这能使一部分大脑皮层进入保护性抑制状态而得到休息。同时，打太极拳还可以活跃情绪，对大脑起调节作用。

抑郁症患者日常

需要注意哪些事项

首先需要强调对病因预防，去除或控制可能的病因、诱因及其他影响因素。抑郁症患者可以试着养成良好的生活、

饮食习惯，凡事量力而为，不依赖酒精、药物缓解压力；必
要的时候可以尝试以茶代酒提神醒脑，远离抑郁。

→ 不苛求自己，凡事量力而为

责任感强、自我要求高的人，不要给自己设定太高的目标，不然容易产生挫折感。可将目标分成逐级而上的小目标，一步步达成。如果已经罹患抑郁症，避免在治病期间，决定离婚、转职等重大事件，巨大的压力可能使病情恶化。

→ 摄取足够的营养素

多摄取碳水化合物、蛋白质、脂肪、B族维生素、矿物质，通过调整饮食防治抑郁。碳水化合物能提高5-羟色胺含量，具有缓解压力、改善情绪的作用，糙米、大麦、小麦、瓜类与高纤维蔬菜都是极佳的食物来源；制造多巴胺需要氨基酸作为原料，富含氨基酸的香蕉、奶制品都是不错的选择。

→ 养成良好的生活习惯

养成固定的生活作息，定时就寝、按时起床，有助于改善失眠，避免失眠引起的情绪低落、脾气暴躁。睡前不要看竞争性强的节目、引人入胜的小说书籍，不要吃得太饱、不

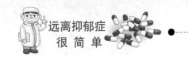

喝含咖啡因的饮料。

不以酒精、药物改善抑郁

酒精能暂时提高 5 - 羟色胺含量，降低紧张或焦虑，但是大量、长期饮用酒类之后，反而容易产生身体依赖症状，进而影响到情绪。镇定剂、安眠药等药物能立即改善抑郁、帮助入眠，但具有成瘾的问题，长期使用危害更大。

控制影响抑郁的其他疾病

对于有抑郁症的患者，尤其 40 岁以上的男性、绝经后的女性或者合并哮喘、高血压、糖尿病、冠心病等危险的人群，均应定期检查和防治，以期早防早治。

注重预防，及时治疗

抑郁症患者应在预防的基础上进行合理的治疗。在医生的指导下，选用一些抗抑郁药物，每天坚持按时服药，严格遵医嘱服用，定期做自我测试，观察抑郁指数，及时调整治疗方案。

抑郁症患者要 **养 成** 哪些
良好的生活习惯

→ 保证充足睡眠

保持良好的生活习惯，定时起床进食，保证充足睡眠时间，是预防抑郁症的有效方法。中医认为，子时（23点～凌晨1点）是胆经的流注时间，此时胆经气血最旺，是人体进行大修的时间，这个时间人体最好进入睡眠休息状态。睡眠好，精神足，情绪自然好。

→ 坚持运动锻炼

运动是预防抑郁症的积极方法，能加强人体的新陈代谢，疏泄负性心理能量，有效预防抑郁情绪的发生，还有助于增强体质，产生积极的心理感受。一般可选择一两种有氧运动，如晨练太极拳、晚散步等。

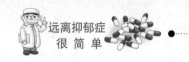
→ 积极参加社交活动

根据个人情况，可以选择性参加集体唱歌、跳舞等文艺活动，或进行吹口琴、弹电子琴、吹笛子、拉二胡、练书法、学画画、养花、养鱼等自娱自乐活动，或走亲访友。这些活动均有益于松弛紧张的情绪、增强体质、增加人际情感交流，开阔眼界，陶冶心情，宣泄不愉快的情绪体验，从而预防抑郁症。

→ 体质调养，适时养生

抑郁症患者多见肝郁、气虚、血虚、阳虚等。因此可在医生的指导下，长期服用逍遥丸、四君子汤、十全大补丸、四物汤、附子理中汤、四逆汤等，必要时结合个体化药物调整，尽量多进行室外活动，这些都是预防复发的积极方法。

部分体质偏颇的患者每逢入秋或转春等季节交替时病情发作，此类患者应在季节交替之时，针对其不同的体质提前服用中药汤剂、丸剂、散剂以及膏方、穴位按摩等，配合减少工作量、生活起居规律、运动适当、饮用药膳等方式，尽量保持情绪稳定，减少复发。

→ **性格调整**

部分患者的人格有抑郁倾向，想法消极，遇到事情常常往不好的方向想，越想越抑郁。此类患者应坚持长期的心理治疗，及时疏导情绪，调整消极想法，尤其结合团体治疗可以在一定程度上预防复发。

患者**康复**期间怎样
做好生活调护

（1）做好安全措施，收好刀具或伤害性物品，晚上锁好门窗，药品由家人发放并储存好，防止消极行为发生。

（2）躯体疾病患者若行动不便要防颠仆。

（3）生活规律，按时作息。

（4）居住环境应宽敞、明亮、通风，可悬挂意味悠远的国画等装饰，以帮助患者舒畅情志；避免过度拥挤阴暗。

（5）主动寻求快乐，多参加社会活动、集体文娱活动，多与朋友聚会，常看喜剧、相声，以及富有鼓励、激励意志的电影、电视。勿看悲剧。

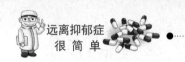
（6）多听轻松、开朗、活泼的音乐，以提高情绪。

（7）多读积极的、鼓励性的、富有乐趣的、展现美好生活前景的书籍，以培养开朗、豁达的意志，在名利上不计较得失，知足常乐。

（8）坚持运动，每天运动时间不少于30分钟。

（9）禁烟限酒。

第四章

中医特色
治疗抑郁症

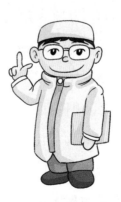

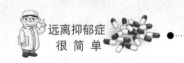
中医对抑郁症有哪些认识

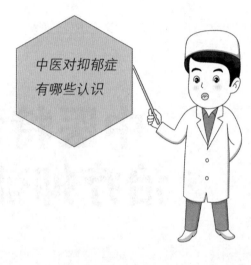

中医对抑郁症有哪些认识

关于抑郁症的病机，中医书中早有论述，《黄帝内经》首先提出情志内郁致病的思想。《灵枢·癫狂》曰："癫疾始生，先不乐，头重痛，……而烦心。"《丹溪心法·六郁》曰："气血冲和，万病不生，一有怫郁，诸病生焉。"《杂病源流犀烛·诸郁源流》云："诸郁，脏气病也，其原本于思虑过深，更兼脏气弱。"《素问·六微旨大论》曰："出入费则神机化灭，升降息则气立孤危。"

中医学对抑郁症发病位置的认识并不统一，主要的观点认为其病位在"肝""脑""心"或"胆"，也有认为在"中焦"。大多数医家认为，抑郁症的病位在"肝"，其病因病机是：情志失调、肝气郁结，治疗上以疏肝解郁为主。认为抑郁症的病位在"脑"的医家，在治疗上采用辨证论治，如因痰蒙清窍，以化痰开窍醒神为主；若因肾精不足、髓海失养，则以补肾填精益智为主。认为病位在"心"的医家，在治疗上以宁心安神为主。也有少数医家认为病位在"胆"，治疗上以消痰利胆为主。还有一部分医家认为病位在"中焦"，治疗上以理气解郁、疏通中焦气机为主。

现代认为，抑郁症的主要病机是由于情志所伤、肝气郁结逐渐引起五脏气机不和所致，但主要是肝、脾、心三脏受累以及气血失调而成。郁证的发生因郁怒、思虑、悲哀、忧愁所伤，导致肝失疏泄、脾失运化、心神失常、脏腑阴阳气血失调而成。初病因气滞而挟湿痰、食积、热郁者，多属实证；久病由气及血，由实转虚，如久郁伤神，心脾俱亏，阴虚火旺等均属虚证。郁证总的治疗原则为理气开郁、调畅气机、怡情易性。在对抑郁症进行辨证论治时，不应当局限于一脏一腑，而应以一脏或一腑为主，兼顾其他脏腑。

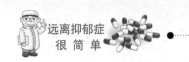
中医怎样**分型**施治抑郁症

本病以虚证多见，实证较少，主要病变部位在心、脾、肝、肾。临床首当辨虚实，根据其临床表现可分为五型辨证论治。

→ 肝郁气滞型

主证：多愁善感，悲观厌世，情绪不稳，唉声叹气，两胁胀满，腹胀腹泻，身倦纳呆，舌淡红，苔薄白，脉弦细。

辨证分析：本证因情志不遂、肝郁抑脾所致，情志所伤，肝失条达，脾虚气结，思虑太过，情绪不稳，悲观厌世，唉声叹气；肝气郁滞，气机不畅，故两胁胀痛，肝郁乘脾犯胃，则出现腹胀腹泻，身倦纳呆，舌淡红，苔薄白，脉弦细，均为肝郁脾虚之象。以多愁善虑兼见善太息，胸胁胀满，腹胀腹泻，身倦纳呆为辨证要点。

治疗需解郁疏肝、泻火清肝，常用逍遥散、柴胡疏肝汤。

→ 气滞血瘀型

主证：情绪抑郁，有自杀企图，心情烦躁，思维缓慢，运动迟缓，面色晦暗，胁肋胀痛，妇女闭经。舌质紫暗或有瘀点，苔白，脉沉弦。

辨证分析：本证因气郁日久，血流不畅，痰血停积所致。以情绪抑郁，思维缓慢，面色晦暗，胁肋胀痛，舌质紫暗或有瘀点为辨证要点。肝血瘀滞，肝失条达，则情绪抑郁，时有自杀企图，心情烦躁，痰血停积，心神不宁，故思维联想及运动迟缓。肝郁气滞，则胁肋胀痛，妇女闭经。面色晦暗，舌质紫暗或有瘀点，脉沉弦，均为血瘀之象。

治疗宜补血理气、祛瘀，常用血府逐瘀汤、膈下逐瘀汤。

→ 心脾两虚型

主证：失眠健忘、兴趣缺乏、心悸易惊，善悲易哭，倦怠乏力，面色淡白或萎黄，少腹胀满、便溏，舌淡苔白，脉细弱。

辨证分析：本证因思虑过度，劳伤心脾所致，心血亏虚，心神失养，神不守舍，故失眠健忘，兴趣缺乏，心悸易惊，善悲易哭。脾气虚则倦怠乏力，脾虚健运失职，则腹胀便溏。面色淡白或萎黄，舌淡苔白，脉细弱，均为气血不足之象。以失眠健忘，兴趣缺乏，心悸怔忡，面色无华，舌淡苔白，脉细弱为辨证要点。

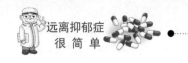
治疗需补养心脾，可用归脾汤、人参养荣汤。

➜ 脾肾阳虚型

主证：精神萎靡，情绪低沉，嗜卧少动，心烦惊恐，心悸失眠，面色苍白，纳呆便溏，妇女带下清稀，舌质淡胖或边有齿痕，苔白，脉沉细。

辨证分析：本证因禀赋素虚，久病失养，或劳房伤肾，下元亏损，命门火衰，脾阳得不到温养所致。阳虚阴盛，故精神萎靡，情绪低沉，嗜卧少动。脾肾阳虚，痰饮内停，上凌于心，心神失守，故心烦惊恐，心悸失眠。面色苍白，阳痿遗精，带下清稀，舌淡胖或边有齿痕，脉沉细为辨证要点。

治疗宜温补肾阳、补肾壮阳，可用复方补骨脂冲剂、苏叶生姜煎汤送服右归丸。

➜ 阴虚火旺型

主证：情绪不宁，烦躁，易激惹，伴心悸，失眠，多梦，五心烦热，口干咽燥，舌红少苔，脉细数。

辨证分析：本证多由于长期思虑太过或是房劳伤肾，导致阴虚火旺，扰乱心神而致。阴虚火旺，心神被扰，故情绪不宁，烦躁，易怒；阴精亏损，虚神被扰，故情绪不宁，烦躁，易怒；阴精亏损，虚热内生，则见五心烦热，口干，咽燥，舌红少苔，脉细数，均为阴虚火旺之象。以情绪不宁，烦躁，口干咽燥，舌红少苔，脉细数为辨证要点。

治疗宜滋阴降火、解郁安神，可选用六味地黄丸、滋水清肝饮。

中药治疗抑郁症有何**独特**性能

每一味中药都有自己独特的性能，主要包括性、味、归经、升降浮沉及有毒无毒等。

药性包括寒、热、温、凉四性，还有一些寒热之性不甚显著的药物为平性药。药性可反映药物的主治范围，如寒性药可治疗热性疾病，热性药可治疗寒性疾病等。

药味主要有辛、甘、酸、苦、咸五种，辛味有发散、行气、行血作用；甘味有补益、和中、缓急等作用；酸味有收敛、固涩作用；苦味有泄和燥的作用；咸味有软坚散结、泻下作用。另外，还有淡味药，多有渗湿、利尿作用。味的概念，不仅表示味觉感知的真实滋味，同时也反映了药物的实际功效。

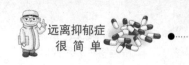
升降浮沉反映的是药物作用于人体后的趋势和走向。

归经是指药物对某一经（经络及其属络脏腑）或某几经发生明显的作用，而对其他经则作用较小，或没有作用，也就是药物对于机体某部分的选择性作用。某味药的归经不是古人凭空想象出来的，而是临床试验的结果，是古人智慧的结晶。

中药的"毒"有广义、狭义之分，广义的"毒"是指药物的偏性，凡药皆有"毒"；狭义的"毒"则是药物的毒性、不良反应。

中药治疗抑郁症

应注意哪些问题

中药治疗抑郁症的临床效果令人满意，一方面这与科学的治疗方法是分不开的，另一方面中药在治疗抑郁症时不良反应较小。在使用中药治疗抑郁症时要注意以下几个问题：

→ 根据个体制订治疗方案

在进行治疗时，宜根据患者的年龄、性别、体质、病因病机以及个体的特殊情形，在明辨其虚实的基础上，结合患者的自身表现来制订相应的治疗方案，即要做到对症治疗，以确保疗效。

→ **与心理治疗相结合**

药物治疗与非药物治疗相结合才能最大限度地发挥药物的疗效，因此，在进行中药治疗抑郁症时，也要注意以心理疗法为基础，配合运动疗法相互作用以达到最佳效果。

→ **积极治疗原发症与并发症**

抑郁症会引发某些疾病，如糖尿病、痛经、心脑血管疾病、皮肤病、过敏症、胆囊炎、乳腺疾病、肝炎、风湿病、癌症等，一定要强化预防和治疗；而一些继发性抑郁症的治疗应从控制原发症入手兼顾医治。

→ **标本兼治效果好**

中医认为抑郁症是以五脏六腑的虚衰为基础，以痰浊不化、瘀血阻滞、肾气亏虚、肝肾阴虚、肝失疏泄、脾失健运为主要病机，多表现为脾、肾、肝等脏腑正气虚衰，而痰浊、血瘀、湿阻等表现为邪气亢盛。因此，治疗时应标本兼治。

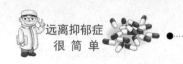

远离抑郁症
很简单

→ 中西医结合治疗抑郁症

西药虽然有许多不良反应，但与中药结合使用，将会提高抑郁症的综合疗效；中西医两者互取优势，对于控制抑郁症有很大的帮助。

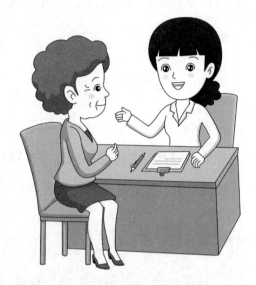

在治疗过程中应定期进行自我测评或者寻求医生的帮助，定期进行疗效评估。因为抑郁症是一种容易反复的疾病，所以治疗这种疾病需要患者具有坚韧的毅力和持久的耐心。拥有治愈疾病的信念，才可能将抑郁症拒之门外。

改善抑郁症状的常用

单方有哪些

→ 大枣汤

【用法用量】煎汤服用，大枣 10 ~ 30 克或 3 ~ 10 枚，煎汤时将枣切开至 3 ~ 5 块。每日 1 次，早晚均可。

【功效主治】补虚益气、养血安神、健脾和胃，用于失眠多梦、心情烦躁、中气不足、体倦无力、食少便溏、血虚萎黄，或妇女脏躁，精神不安。可改善抑郁症。

【注意事项】中焦湿盛，脘腹胀满，饮食积滞和痰热咳嗽均不宜食。

→ 莲子茶

【用法用量】莲子心 2 ~ 5 克，开水冲泡 3 ~ 5 分钟，每日 1 次。

【功效主治】清热、固精、安神、强心。可以治疗心火亢盛所致的失眠、烦躁不安、头昏脑涨、心悸等症。清心醒

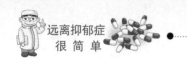
脾，补脾止泻，养心、明目，滋补元气。

【注意事项】中满痞胀及大便燥结者忌服。

→ 川贝母汤

【用法用量】川贝母 5 ～ 10 克，煎汤服用。每日 1 次，晚饭后服。

【功效主治】消痰润肺、宁心解郁。常用于干咳无痰、口干舌燥，对心胸气机郁结所产生的郁闷也有帮助。

【注意事项】脾胃虚寒及寒痰、湿痰者不宜。

→ 人参汤

【用法用量】红参或生晒参 3 ～ 9 克，煎汤服用。早饭后服，隔日 1 次。

【功效主治】安定心神、大补元气、补脾益肺、滋阴益血，常用来治疗惊悸失眠、体倦神疲、心烦气躁、脾胃虚弱、食欲不佳等症。有补五脏、安精神、定魂魄、止惊悸、明目、开心益智的功效。

【注意事项】无论是红参还是生晒参在食用过程中一定要循序渐进，不可操之过急、过量服食。秋冬季节天气凉爽，进食比较好；夏季天气炎热，则不宜食用。服用人参后忌吃萝卜（包括红萝卜、白萝卜和绿萝卜）和各种海鲜，忌饮茶。无论是煎服还是炖服，忌用金属炊具。忌与葡萄同吃。不宜睡前服用。患感冒、哮喘、高血压或有发炎症状、女性经期者都不宜服用。

治疗更年期抑郁症的

常用单味药方有哪些

→ 胡桃

【用法用量】可以直接食用，每次 10 ~ 30 克。每日不超过 50 克。

【功效主治】可补肾固精、温肺润肠、提神醒脑、解除疲劳。可用于改善围绝经期（更年期）抑郁症。

【注意事项】身体有急性发炎症状、阴虚火旺者，或有腹泻、稀便症状的支气管炎、哮喘病患者不宜食用。

→ 当归汤

【用法用量】当归 6 ~ 12 克，煎汤，每日 1 剂。

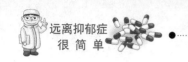
【功效主治】补血活血，调经止痛，润肠通便。用于血虚萎黄、眩晕心悸、月经不调、经闭痛经、虚寒腹痛、肠燥便秘、风湿痹痛、心绪烦躁等症。可用于改善更年期抑郁症。

【注意事项】脾湿中满、脘腹胀闷、大便稀薄或腹泻者慎服；里热出血者忌服。

→ 柴胡汤

【用法用量】柴胡3 ～ 10克，煎汤，每日1次。

【功效主治】疏肝解郁，升举阳气。可改善肝气郁结造成的愁闷不解，适用于更年期抑郁症。

【注意事项】肝阳上火、火气上逆或呕吐者不宜服用。

产后 抑郁症的常用

中药单方有哪些

→ 酸枣仁汤

【用法用量】酸枣仁10 ～ 18克，煎汤，每日1剂。

【功效主治】可治疗心肝阴血不足，虚火上扰引起的心神不安、失眠、惊悸。

【注意事项】酸枣仁因所含脂肪油具有通便的特性，容易腹泻的人宜少服。

→ 远志茶

【用法用量】远志 15 ~ 10 克，开水冲泡，每日 2 次。

【功效主治】安神、宁心。主治气血两虚、心肾不交引起的烦躁不安、失眠、健忘、惊悸。

【注意事项】孕妇与有消化道溃疡及胃炎的患者要小心服用，也不可服用过量，以免引起恶心、呕吐等不适反应。

→ 夜交藤汤

【用法用量】夜交藤 10 ~ 15 克，煎汤，每日 2 次。

【功效主治】养心安神、祛风通络；镇静、催眠；可改善产后抑郁造成的失眠多梦、心神不宁、怔忡心悸等症状。

【注意事项】燥、实、火证者不宜服用。

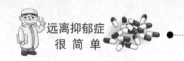
治疗抑郁症的常用

中药**方剂**有哪些

→ 甘麦大枣汤

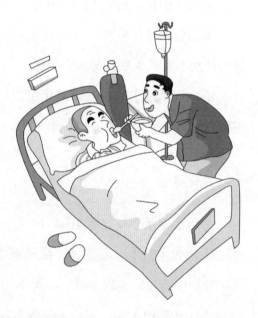

【组成】大枣50个，小麦、甘草各9克。

【用法】加水煎汤服。

【解析】本方以大枣补血润燥，小麦养心阴而安心神，甘草和中，三物合用，甘润滋养，重在养心安神。用于妇女脏躁，无故悲伤欲哭，喜怒无常，不能自主，心烦不安。

【注意事项】不宜自行随意服用，必须经由医生辨证论治后才能使用。

➡️ **四逆散**

【组成】炙甘草、炙枳实、柴胡、白芍各3克，

【用法】将以上药物研碎为末，白开水调服，每天1剂，分3次服下。

【解析】方中柴胡散热解表，疏肝解郁；白芍平肝潜阳，养血敛阴，缓急止痛；枳实破气消积，消痰除痞，可泻脾气之壅气而调中焦之运化；炙甘草补中益气，清热解毒，缓急止痛，又可调和诸药。此方有解郁热和疏肝理气之功效。

【注意事项】用药后忌饮茶水。

➡️ **加味逍遥散**

【组成】当归、白术、茯苓、甘草、白芍、柴胡各6克，栀子、牡丹皮各3克。

【用法】每日1剂，水煎服。

【解析】方中当归补血养血，活血止痛；白术补脾益气，健脾燥湿；茯苓健脾补中，宁心安神；栀子清热除烦，泻火凉血；牡丹皮清热凉血，活血散瘀；柴胡、白芍、甘草功效如上述。此方能清肝泻火，顺气解郁。

【注意事项】因阳气虚弱所导致食欲不振、小便清长、

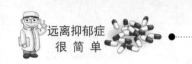
舌淡苔白、脉沉迟缓等虚寒证者不宜使用该方。

→ 半夏厚朴汤

【组成】半夏、厚朴各 10 克，茯苓、生姜各 15 克，紫苏叶 6 克。

【用法】每日 1 剂，水煎服。

【解析】方中半夏燥湿去痰，降逆止呕，消痞散结；厚朴燥湿行气，化痰降逆；茯苓宁心安神；生姜温胃止呕，温肺止咳；紫苏叶理气宽中，善理脾胃之气。诸药互相配合，其利气化痰和宽中解郁之功更著。

【注意事项】若见颧红口苦、舌红少苔属于气郁化火，阴伤津少者，虽具梅核气之特征，亦不宜使用该方。

→ 加味甘麦大枣汤

【组成】炙甘草 10 克，小麦 30 克，大枣 5 枚，酸枣仁 15 克，远志、香附、柴胡、郁金、香橼皮各 6 克。

【用法】每日 1 剂，水煎服。

【解析】方中大枣补益脾胃，养血安神；小麦、酸枣仁、远志皆能养心安神，又可益阴敛汗，祛痰利窍；甘草、香附疏肝理气，解郁止痛；郁金行气活血，凉血清心；香橼皮能理气健脾化痰；柴胡可疏肝解郁。此方能养心安神，且有安眠作用，其疗效较为显著，药物可根据病情加减。

【注意事项】使用时要经由医生辨证论治。

→ 滋水清肝饮

【组成】熟地黄、山药、山茱萸、茯苓、泽泻、柴胡、白芍、酸枣仁、当归各 10 克，牡丹皮、栀子各 6 克。

【用法】水煎服，每日 1 剂。

【解析】此方能滋肾水而清肝火，并可养血宁心安神，因而对抑郁症和失眠症均有较好的治疗作用。

【注意事项】用药前后忌油腻。

→ 柴胡疏肝汤

【组成】柴胡、白芍、陈皮、枳壳、川芎各 10 克，香附、炙甘草各 5 克。

【用法】水煎服，每日 1 剂。

【解析】此方疏肝解郁，活血止痛。常用来改善肝气郁结导致的抑郁情绪，能缓解多愁善虑、胁肋疼痛、胸脘胀闷、月经不调。

【注意事项】咽喉有异物感的人可加半夏、厚朴改善。

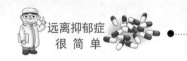

→ **温胆汤**

【组成】半夏（汤洗七次）、竹茹、枳实（麸炒，去瓤）各 60 克，陈皮 90 克，甘草 30 克，炙茯苓 45 克，生姜 5 片，大枣 1 枚。

【用法】水煎服，饭前服用，用量 75 克。

【解析】用于胆郁痰扰证。胆怯易惊，头眩心悸，心烦不眠，夜多异梦，眩晕，癫痫，苔白腻，脉弦滑。适用于神经衰弱、情绪低落、烦躁易怒、懒言少动。

【注意事项】不宜随意服用，须经医生辨证论治后才能使用。

→ **血府逐瘀汤**

【组成】当归、生地黄各 9 克，桃仁 12 克，红花 9 克，枳壳、赤芍各 6 克，柴胡 3 克，甘草 3 克，桔梗 4.5 克，川芎 4.5 克，牛膝 10 克。

【用法】水煎服，每日 1 剂。饭后服用。

【解析】此方用于治疗气滞血瘀，改善胸胁刺痛、情绪低落、烦躁不安、头痛、失眠、心悸等症状。现用于精神分裂症、脑震荡后遗症、性功能低下、更年期抑郁症、顽固性头痛等症。

【注意事项】孕妇禁用。

→ 人参养荣汤

【组 成】人
参、白术、茯苓、
甘草、陈皮、黄芪、
当归、白芍、熟地
黄、百味子、桂心、
远志各适量。

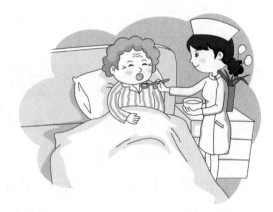

【用 法】水
煎服，每日 1 剂。

【解析】该方滋养气血、补心安神，多用来治疗心脾两
虚型抑郁症。可改善思虑过重导致的疲劳、抑郁、心虚惊
悸、月经不调等症。

【注意事项】实热证及外感病者不宜服用。

治疗抑郁症常用的

中成药有哪些

→ 天王补心丹

【主要成分】人参（去芦）、玄参、丹参、茯苓、远志、桔梗、生地黄、当归（酒浸）、五味、天门冬、麦门冬（去芯）、柏子仁、酸枣仁（炒）。

【用法用量】每服二三十丸，临睡前竹叶煎汤送下。

【功效主治】补心安神，滋阴清热。可用于阴虚、神志不安、心悸失眠、虚烦神疲、梦遗健忘。可治疗神经衰弱、精神分裂症等。适用于治疗心肾不足、阴亏血少所致的睡眠不安、精神衰疲、不耐思虑等病证。

【注意事项】方内天门冬、麦门冬、玄参、生地黄虽能降火，生血化痰，然其性寒，损伤脾胃，克伐生气，若人饮食少思，大便不实者，不宜用；忌胡荽、大蒜、萝卜、白酒。

→ **逍遥丸**

【主要成分】柴胡、当归、白芍、白术（炒）、茯苓、薄荷、生姜、甘草（炙）等。

【用法用量】口服，每次 8 丸，每日 3 次。

【功效主治】舒肝健脾，养血调经。用于肝气不舒、胸胁胀痛、肝郁、血虚、脾弱所引起的郁证等。具体表现为：饮食减少，嗳气或呕恶；精神抑郁，神疲食少；低热时冷，急躁易怒，胁肋闷痛，头晕目眩。可治疗经前期综合征，如经前抑郁症。

【注意事项】忌食寒凉、生冷食物。孕妇服用时请向医师咨询。感冒者、月经过多者不宜服用本药。平素月经正常，突然出现月经量少，或月经错后，或阴道不规则出血应去医院诊断。按照用法用量服用。长期服用应向医师咨询。服药两周症状无改善，应去医院就诊。对本药过敏者禁用，过敏体质者慎用。药品性状发生改变时禁止服用。请将此药品放在儿童不能接触的地方。如正在使用其他药品，使用本品前请咨询医师或药师。

→ **中药助眠宝**

【主要成分】山茱萸、生地、夏枯草、珍珠母、天麻、

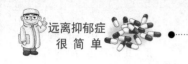
甘草、丹参等。

【用法用量】每日 1 盒，睡前煎服，6 天一个疗程。

【功效主治】安神定志，疏肝解郁。主治各种原因引起的失眠、抑郁、焦虑、健忘、精神分裂、神经衰弱、偏头痛等。

【注意事项】服药期间忌食辛辣食物。

→ 复方补骨脂冲剂

【主要成分】补骨脂、锁阳、续断、赤芍、狗脊、黄精。

【用法用量】每次服 1 袋（20 克），每日 2 次。

【功效主治】临床用于治疗老年人腰膝酸痛、腰部劳损以及腰椎退行性病变等。可用于治疗更年期抑郁症。可缓解精神萎靡、情绪低沉、嗜卧少动、心烦惊恐、心悸失眠、面色苍白、纳呆便溏、妇女带下清稀等症状。

【注意事项】服药期间忌食辛辣。

→ 六味地黄丸

【主要成分】熟地黄、山茱萸（制）、牡丹皮、山药、茯苓、泽泻。辅料为蜂蜜。

【用法用量】口服，大蜜丸 1 次 1 丸，每日 2 次。

【功效主治】滋阴补肾。用于肾阴亏损，头晕耳鸣，腰膝酸软，骨蒸潮热，盗汗遗精。

【注意事项】忌不易消化的食物。感冒发热患者不宜服用。患有高血压、心脏病、肝病、糖尿病、肾病等慢性病严重者应在医师指导下服用。儿童、孕妇、哺乳期妇女应在医师指导下服用。服药4周症状仍无缓解者，应去医院就诊。对本品过敏者禁用，过敏体质者慎用。本品性状发生改变时禁用。儿童必须在成人监护下使用。请将本品放在儿童不能接触的地方。如正在使用其他药品，使用本品前请咨询医师或药师。

→ 右归丸

【主要成分】山药、附子、杜仲、熟地黄、当归、山茱萸、枸杞子、菟丝子、鹿角胶、肉桂。

【用法用量】成人每次服1丸，每日2～3次。7岁以下儿童用量减半。

【功效主治】温补肾阳，填精益髓。主治肾阳不足，命门火衰，神疲气怯，畏寒肢冷，阳痿遗精，腰膝酸软，小便自遗，肢节痹痛，周身浮肿；或火不能生土，脾胃虚寒，饮食少进，或呕恶腹胀，或翻胃打嗝，或脐腹多痛，或大便不实，泻痢频作。适用于脾肾阳虚型抑郁症的治疗。

【注意事项】忌食生冷，肾虚有湿浊者不宜使用。

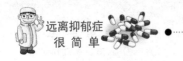
→ **知柏地黄丸**

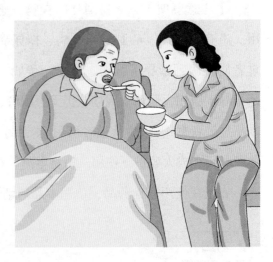

【主要成分】知母、黄柏、熟地黄、山茱萸（制）、牡丹皮、山药、茯苓、泽泻。

【用法用量】口服，水蜜丸1次6克，小蜜丸1次9克，大蜜丸1次1丸，每日2次。

【功效主治】用于治疗肝肾阴虚型的抑郁症。主治情绪不稳、头晕目眩，耳鸣耳聋，虚火牙痛，五心烦热，腰膝酸痛，血淋尿痛，遗精梦泄，骨蒸潮热，盗汗颧红，咽干口燥。

【注意事项】孕妇慎服；虚寒证患者不适用，其表现为怕冷，手足凉，喜热饮；不宜和感冒类药同时服用；本品宜在空腹或饭前用开水或淡盐水送服。按照用法用量服用，小儿应在医师指导下服用。儿童必须在成人的监护下使用。如正在服用其他药品，使用本品前请咨询医师或药师。服药一周若症状无改善，应去医院就诊。脾虚便溏、消化不良者不宜服用。

➡ 六君子丸

【主要成分】党参、茯苓、白术（麸炒）、甘草（蜜炙）、半夏（制）、陈皮、生姜、大枣。

【用法用量】水丸，口服，每次 9 克，每日 2 次，温开水送服。

【功效主治】健脾止泻，用于抑郁症情绪引起的脾胃虚弱、消化不良、腹痛便溏、心烦易怒。

【注意事项】忌辛辣油腻。

➡ 乌灵胶囊

【主要成分】乌灵菌粉。

【用法用量】口服，1 次 3 粒，每日 3 次。20 天为一疗程。

【功效主治】补肾健脑，养心安神。适用于心肾不交或心脾两虚引起的失眠、多梦、健忘、神疲乏力、腰膝酸软、头晕耳鸣、心悸、少气懒言、舌苔薄白、脉细沉或无力等诸症。也适用于神经衰弱及疲劳综合征；可提高机体免疫功能，改善术后、产后及肿瘤化疗引起的体虚；可改善失血性贫血及月经不调、更年期综合征及前列腺增生等。

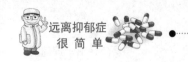

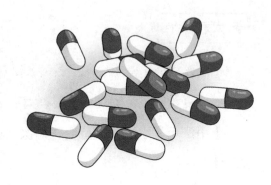

【注意事项】
忌烟、酒及辛辣油
腻的食物。服药期
间要保持情绪乐观，
切忌生气恼怒。有
高血压、心脏病、
糖尿病、肝病、肾病等慢性病者应在医师指导下服用。孕
妇慎用。儿童及年老体弱者应在医师指导下服用。服药7天
症状无缓解，应去医院就诊。对药品过敏者禁用，过敏体
质者慎用。药品性状发生改变时禁止使用。儿童必须在成
人监护下使用。如正在使用其他药品，使用本品前请咨询医
师或药师。

→ 仙术心神宁

【主要成分】酸枣仁、远志等。

【用法用量】每次4～6片，每日3次。

【功效主治】热病烦躁，神经衰弱、失眠、健忘、心悸
等。适用于更年期综合征、抑郁症、焦虑症。

【注意事项】忌辛辣寒凉食物。

→ 解郁丸

【主要成分】白芍、柴胡、当归、郁金、茯苓、大枣等。

【用法用量】口服，每次 4 克，每日 3 次。

【功效主治】用于抗抑郁、抗焦虑和改善睡眠的治疗。适用于抑郁症患者和有易怒、失眠、多梦、郁闷不舒、心烦心悸等症状表现者。

【注意事项】忌生冷寒凉食物。

治疗抑郁症常用的
偏方 验方有哪些

日常生活中也可选用一些有助于调畅情志的偏方验方，既可帮助治疗抑郁症，也可预防抑郁情绪的发生。

→ 菊花药枕

药物：荞麦壳 500 克，野菊花 500 克。

制法：将荞麦壳与野菊花混合均匀装入枕头套内，缝制成大小适中的枕头，每晚枕用。

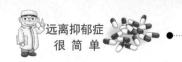
功效：疏肝降气，清利头目。适用于肝气郁结、烦躁不乐的抑郁症患者。

→ 合欢花茶

药物：干燥合欢花。

制法：取适量泡水，代茶饮。

功效：疏肝解郁，调畅情志。适用于各种抑郁症患者。

→ 玫瑰花茶

药物：干燥玫瑰花。

制法：取适量泡水，代茶饮。

功效：疏肝解郁，活血行气。尤其适用于女性抑郁症患者。

→ 活血茶

药物：丹参10克，山楂10克，炒决明子12克。

制法：泡水代茶饮。

功效：活血化瘀，润肠通便。适用于长久抑郁、气滞血瘀的患者。

→ 解郁羹

药物：鲜百合 50 克。

制法：将百合中加蜂蜜 1 ~ 2 匙拌和，蒸熟，睡前服之。

功效：解郁滋阴。适宜于阴虚火旺、失眠多梦的抑郁症患者。

→ 花生叶茶

药物：花生叶适量。

制法：煎汤，代茶饮。

功效：调和阴阳，有助睡眠。适宜于失眠多梦的抑郁症患者。

→ 薄荷饮

药物：薄荷 10 克，冰糖适量。

制法：将薄荷用开水冲泡，加入适量冰糖，代茶饮。

功效：疏肝解郁。适宜于各型抑郁症患者。

→ 酸枣仁汤

药物：酸枣仁 10 克，白糖适量。

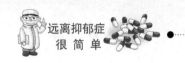
制法：将酸枣仁加白糖研和，每晚睡前用温开水调服。服用 1 个月。

功效：养心安神。适合精神症状较重的抑郁症患者。

→ 红白汤

药物：红枣 20 克，葱白 7 根。

制法：煎汤，每晚睡前服用。

功效：调和营卫，有助睡眠。适合睡眠障碍的抑郁症患者。

→ 蜂蜜饮

药物：蜂蜜适量。

制法：取蜂蜜一汤匙，用适量温开水调和，每晚睡前服用。

功效：滋阴润燥，益气安神。适宜于肝郁化火、睡眠障碍的抑郁症患者。

→ 姜枣红糖水

药物：生姜 2 片，大枣 6 枚，红糖适量。

制法：将生姜与大枣共煮沸，加入适量红糖调和，每晚睡前服用。

功效：调和营卫，温通经脉。适宜于气滞血瘀、烦闷不舒的抑郁症患者。

什么是**按摩**疗法

按摩疗法是采用适当手法，刺激人体的特定部位，以疏通经络，运行气血，从而改善机体的生理、病理过程，提高人体自然抗病能力，达到预防疾病或促使病体康复目的的治疗方法，是中医学的重要组成部分。因其简单、方便、经济、效果好，作为自然疗法的一种，近年来受到广大患者的欢迎。在抑郁症的诸多疗法中，按摩疗法具有不可替代的地位和作用。

运用一定手法按摩身体特定的部位可以激发机体兴奋性，引发一系列整体调控反应，从而改变机体抑郁状态，并能改善因抑郁导致的种种不良症状，如头痛、失眠、心悸等。

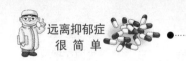

治疗抑郁症常用的
按摩穴位有哪些

→ 百会

正坐位，在头顶，两耳尖连线的中点处。

→ 印堂

在额部的两眉头之间。

→ 四神聪

正坐位，在头顶部，位于百会前后左右各1寸，共4个穴位。

→ 风池

在斜方肌外缘胸锁乳突肌后缘间的凹陷处，与风府穴持平。或从风府穴与翳风穴的中点取之。

→ 中脘

仰卧位，在上腹部，前正中线上，脐上4寸。

膻中

仰卧位，在胸部前正中线上，与第 4 肋间持平，两乳头连线的中点。

→ 气海

在下腹部，前正中线上，脐下 1.5 寸。

→ 脾俞

在背部第 11 胸椎棘突下，旁开 1.5 寸。

→ 肺俞

在背部第 3 胸椎棘突下，旁开 1.5 寸。

→ 肝俞

在背部第 9 胸椎棘突下，旁开 1.5 寸。

→ 肾俞

在腰部第 2 腰椎棘突下，旁开 1.5 寸。

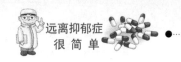

内关

仰掌，在前臂掌侧，当曲泽与大陵的连线上，腕横纹上2寸，掌长肌腱与桡侧腕屈肌腱之间。

合谷

在手背，第1、2掌骨间，第2掌骨桡侧的中点处。

足三里

位于外膝眼下3寸，用自己的掌心盖住自己的膝盖骨，五指朝下，中指尖处便是此穴。

三阴交

正坐或仰卧，在小腿内侧，当足内踝尖上3寸，胫骨内侧缘后方。

太冲

正坐或仰卧，在足背侧，当第1、2跖骨结合部前方凹陷处。

太溪

在足内侧，内踝后方，当内踝尖与跟腱之间的凹陷处。

丰隆

在小腿前外侧，当外踝尖上 8 寸，条口外，距胫骨前缘二横指（中指）。

常用按摩**手法**有哪些

推法

用指、掌、肘部等着力，在一定的部位上进行单方向的直线运动，称为推法。操作时指、掌、肘等要紧贴体表，缓慢运动，力量均匀、渗透。

拿法

用大拇指和食、中两指，或用大拇指和其余四指相对用力，在一定部位和穴位上进行一紧一松的捏提，称为拿法。力量应由轻而重，连续而有节奏，缓和而连贯，接触点在指

腹而不应在指尖，腕部放松。

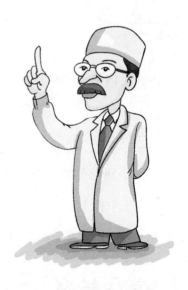

→ 捏法

用大拇指和食、中两指，或用大拇指和其余四指相对用力挤压肌肤，称捏法，用力要求均匀而有节律。

→ 按法

用指、掌、肘等按压体表，称按法。力量应由轻而重，稳而持续，垂直向下，不可使用暴力，着力点应固定不移。

→ 点法

用指端、屈曲之指间关节或肘尖，集中力量，作用于施术部位或穴位上，称点法。操作时要求部位准确，力量渗透。

→ 摩法

以指、掌等附着于一定部位上，做旋转运动，称摩法。肘关节应自然屈曲，腕部放松，指掌自然伸直，动作缓和，保持一定节律。

➡ 一指禅推法

以拇指指端罗纹面或偏锋为着力点，前臂主动摆动，带动腕部摆动和拇指关节屈伸活动，称一指禅推法。肩、肘、腕、指各关节必须自然放松，拇指要按定在皮肤上，不能摩擦及跳跃，力量均匀深透，保持一定的压力、频率及摆动幅度，频率每分钟 120 ～ 160 次。总的来说本法的操作要领在于一个"松"字，只有将肩、肘、腕、掌各部位都放松才能使力量集中于拇指，做到"蓄力于掌，发力于指，着力于罗纹"，使手法动作灵活，力量沉着，刺激柔和有力，刚柔相济。

➡ 滚法

由腕关节的屈伸运动和前臂的旋转运动带动空拳滚动，称滚法。

侧掌滚法：肩、肘、腕关节自然放松，以小指、掌指关节背侧为着力点，吸定于治疗部位，不应拖动和跳跃，保持一定的压力、频率和摆动幅度。

握拳滚法：手握空拳，用食指、中指、无名指、小指四指的近侧指间关节突出部分着力，附着于体表一定部位，

腕部放松，通过腕关节做均匀的屈伸和前臂的前后往返摆动，使拳做小幅度的来回滚动（滚动幅度应控制在 60° 左右）。

→ 揉法

以前臂和腕部的自然摆动，通过手指、鱼际、掌等部位对一定部位或穴位旋转施压，称揉法。

→ 擦法

以手掌或大鱼际、小鱼际附着在一定部位，进行直线往返摩擦，称擦法。运动的幅度较大，紧贴皮肤，力量应较小，运动均匀，频率每分钟 100 次左右。

→ 抹法

用单手或双手拇指罗纹面紧贴皮肤，做上下或左右往返运动，称为抹法。动作宜轻巧、灵活。

→ 拍法

用虚掌拍打体表，称拍法。手指自然并拢，掌指关节微屈，用力平稳而有节奏。

→ 击法

用拳背、掌根、掌侧小鱼际、指尖或器具叩击体表，称击法。用力快速、短暂，垂直向下，速度均匀而有节奏。

按摩手法操作有哪些技巧

按摩手法是实现治病、保健的主要手段，其熟练程度及适当应用，对治疗和保健效果有直接的影响。因此，要想提高效果，就要熟练掌握手法的操作技巧。手法的要点在于持久、有力、均匀、柔和，要有渗透作用。

（1）持久是指操作手法要按规定的技术要求和操作规范持续进行，保持动作和力量的连贯性，并维持一定时间，以使手法的刺激积累而产生良好的作用。

（2）有力是指手法刺激必须具有一定的力度，所谓的"力"不是指单纯的力量，而是一种功力或技巧力，而且这种力也不是固定不变的，是要根据对象、部位、手法性质以及季节变化而变化。

（3）均匀是指手法动作的幅度、速度和力量必须保持一致，既平稳又有节奏。

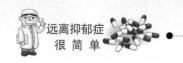
（4）柔和是指动作要稳、柔、灵活，用力要缓和，力度要适宜，使手法轻而不浮，重而不滞。

（5）渗透是指手法作用于体表，其刺激能透达深层的筋脉、骨肉甚至脏腑。

治疗抑郁症常用的
按摩*疗法*有哪些

患者俯卧，裸背放松，术者立于床旁。在背部划分五道线，脊柱正中为第一道线，此连线上的穴属督脉；督脉左右各旁开 1.5 寸的两条线为第二、三道线；督脉左右各旁开 3 寸的两条线为第四、五道线；二、三、四、五道线上的穴位属足太阳膀胱经。在五道线上施拨、摩、叩击、捏、拍五种手法，每种手法各操作 3 ~ 6 遍。每种手法施 2 ~ 3 分钟，共计 10 ~ 15 分钟。

（1）拨法：医者用四指分别在五道线的位置由上向下拨弄（如拨珠算子）3 次，使表皮出现红色，拨的作用可以刺激督脉和足太阳膀胱经的腧穴。

（2）摩法：医者用双手指、掌在五道线的位置上往返各抚摩 3 次，抚摩的作用可以使督脉和足太阳膀胱经的气血循行更通畅。

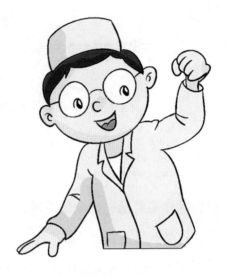

（3）叩击法：医者用双手或一手五指并拢成梅花形，以腕部自然的上下摆动、屈伸带动手指端，垂直叩击患者体表，着力于施治部位，力量要均匀和缓，呈鸡啄米状。沿五道线由上向下轻快地叩击，各 3 次。击打的作用是强力刺激督脉和足太阳膀胱经以及周围的皮肤、肌肉、穴位、神经，使其兴奋并达到治疗作用。

（4）捏法：医者分别在五道线的位置，用双手的拇指、食指及中指提捏皮肉并由上向下移动 3 次，捏经第三、四节腰椎时，用力高提 3 次（此时可听见响声），最后用双手掌抚摩全背 5～6 遍，两腰眼处更需反复抚摩。

（5）拍法：此法与叩击法相似，拍得轻重、快慢不同，可取得"动"或"静"、"兴奋"或"镇静"的不同效果。如施用叩、敲、打等重和快的手法，可起到兴奋紧张的作用，如施用拍、轻轻击打等轻和慢的手法，可起到平和舒缓的镇静作用。

治疗抑郁症怎样

进行足部按摩

足部按摩手法多种多样，而且简单、方便、易学。其中，拇指动作最灵活，感觉最灵敏，最易施加力量，容易控制轻重，按摩效果也较好。临床按摩多采用以下手法：

（1）拇指指尖施压法：用拇指指尖施力，其余四指收拢如握拳状。多用于脚趾趾腹或趾根等面积较小的区域。

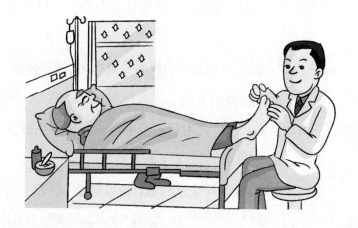

（2）食指单勾施压法：食指弯曲，其余四指收拢如握拳状，用食指第一、二指间关节施力。

（3）掌搓法：五指并拢，用手指、掌面着力，前后搓动。多用于脚背面。

（4）拇指搓法：拇指指腹着力，其余四指并拢，与拇指分开，前后搓动。多用于脚背面。

（5）揉法：拇指指尖着力，其余四指握拢，拇指指尖固定在反射区处旋转揉动。

（6）撮指叩法：五指指尖捏在一起，上下叩击反射区。

（7）捏法：拇指与其余四指分开，分别着力在脚掌、脚背，拇指指腹与食指桡侧面共同用力挤捏。

（8）握法：一手持脚跟，另一手握脚掌，用力挤握。

治疗抑郁症怎样

进行**手部**按摩

同足底一样，手也是一个按摩单元。在我们的手上有许多内脏器官的反射区，这些反射区既可以反映我们身体的健康状况，又可以通过刺激相应的反射区，达到治病的目的。

采用各种方法按摩手部，通过刺激手部反射区，可

提高神经系统兴奋性，纠正脏腑阴阳失衡状态，改善抑郁症状。

具体的按摩刺激手法如下：

（1）压按法：大拇指在反射区上向深处按压下去，其余四指在反射区的反面即手背处相应地对顶着。

（2）揉按法：大拇指在手掌面的反射区处依顺时针方向揉按。

（3）推按法：大拇指沿着反射区的肌纤维推按。

（4）捆扎法：此法是为了使反射区在手指部位获得更强和更持久的有效刺激的方法，可用橡皮筋等捆扎手指来进行。

（5）夹法：这也是一种为了使反射区获得更强和更持久刺激的方法，可用反射夹或一般的晒衣夹夹住反射区的位置来达到目的。

（6）挤压法：这是一种消除精神紧张，促进全身神经系统兴奋的方法。可把双手十指相互交叉用力握紧，用力挤压手指。

（7）顶压法：双手手指指尖相互对顶，也可用反射梳、铅笔或类似的器具顶压反射区域。

用上述按摩手法每周至少按摩 2 次，每次 15 分钟。只要持之以恒，一定会取得显著效果。但需要特别注意的是，对于实证，如果刺激的力度不够大、不够疼则是毫无效果的；对于虚证，则需要轻揉或按摩这些部位。

什么是**拔罐**疗法

拔罐疗法，就是利用热力或其他方法排除罐内空气，形成负压，使罐具牢牢吸附在人体的施治部位，从而产生治疗作用的一种医疗方法。

民间称拔罐疗法为"打吸筒"，是我国医学的重要组成部分，是我国劳动人民在长期同疾病的斗争中发现、发展并逐步完善的经验总结。它的特点是操作简便、取材容易。见效快、安全可靠，没有经过特殊训练的普通群众，不花钱或少花钱，也能治好病。民间长期流行着一句俗话："扎针拔罐子，病好一半子。"足见该疗法在民间的影响。因此，这种疗法在我国能够广泛流传和应用。

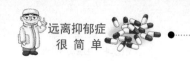
拔罐有哪些*治疗*作用

中医认为，阴阳失调，百病丛生。"阴平阳秘，精神乃治"，说明保持和调整机体阴阳的相对平衡是防病治病的重要保证。

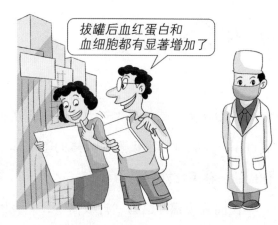

拔罐后血红蛋白和血细胞都有显著增加了

拔罐对机体是一种良性刺激，通过皮肤神经感受器和血管感受器的反射途径传导到神经中枢，调节兴奋与抑制过程，使之阴阳趋于平衡，从而加强大脑皮质对身体各部分的调节与管制功能，使局部皮肤相对应的内脏及组织代谢旺盛，吞噬作用增强。

据中医文献记载，拔罐所产生的局部神经温热刺激反射到大脑皮质，使其兴奋增强，因而在一定程度上控制了病情。还有文献认为，拔罐的地方，血红蛋白和血细胞都有显著增加（医疗部门曾通过病例进行血液检验，结果证明，拔罐后，局部血红蛋白增加 20%，红细胞增加至 10×10^{12}/L 以上，白细胞增加至 8×10^{9}/L 以上），从而促进了人体阴阳的相对平衡，代谢功能变得旺盛，有助于机体恢复其功能从而使身体逐渐痊愈。

常用的**罐具**有哪些

罐具种类很多，按临床使用分类一般分为传统罐具和新型罐具两大类。

传统罐具都是根据所用材料而命名，包括兽角罐、竹罐、陶瓷罐、玻璃罐、橡胶罐、金属罐 6 种，分别由兽角（如牛角、羊角）、青竹、陶土、玻璃、橡胶、金属（如铁、铝、铜等）制成。目前，在民间和基层医疗单位仍普遍使用的是竹罐、陶瓷罐、玻璃罐 3 种；兽角罐在边远山区还有少数人沿用；金属罐因导热快，太笨重，目前已被淘汰。

新型罐具又分为电热罐、磁疗罐、红外线罐、紫外线罐、激光罐、离子渗入罐等，乃系近年来结合现代医学技术研制而成，目前仍限于少数医疗部门使用，尚未全面推广。

常用的罐法有哪些

罐法，就是拔罐方法，临床上采用何种罐法，应根据受治者的病情而定。不同的拔罐疗法，具有不同的治疗作用，特别是与其他疗法配合应用，其差异更大。拔罐疗法的功能不仅随拔罐的部位不同呈现双向调节作用，也因机体状态不同而呈双向调节作用，这与针灸疗法同理。因此，合理选择罐法，对提高临床疗效具有重要意义。按照拔罐方式不同可分为以下几种：

→ 留罐法

又称坐罐法，是指罐吸拔在应拔部位后再滞留一段时间的拔罐方法。

→ 闪罐法

是指将罐吸拔在应拔部位后随即取下，如此反复一拔一起的一种拔罐法。排气的方法多用闪火排气或水煮（药煮）排气。

→ 走罐法

又称推罐法、拉罐法、行罐法、移罐法、滑罐法等，是指在罐具吸拔住后，再反复推拉、移动罐具，扩大施术面积的一种拔罐方法。此法兼有按摩作用，在临床中较为常用。

→ 响罐法

是指在取罐时有响声的一种拔罐方法。

→ 旋罐法

是指罐具吸拔在应拔部位后，使其在原处向一个方向旋转的一种拔罐方法。

→ 动罐法

是指罐具吸拔在应拔部位后，用手反复上提、下压或摇晃罐体（罐具不离开皮肤）的一种方法。

→ 弹罐法

是指罐具吸拔在应拔部位后，用手指弹击罐体，或用力

上下震颤，或震颤与摇晃结合等多种手法的一种拔罐方法。

上述 7 种罐法，前 3 种为临床常用罐法，后 4 种为增强前面罐法的刺激量而配合应用的罐法。

什么是刺络拔罐法

刺络拔罐法即拔罐与刺络放血方法配合应用的方法。此法为临床所常用，而且适应范围广，见效快，疗效高。凡属实证、热证，如脑卒中、昏迷、中暑、急惊风、高热、头痛、咽喉肿痛、目赤肿痛、急性腰扭伤、麦粒肿、疖肿、丹毒等症均可用之。

一般常用三棱针在应拔部位刺破放血，也可用小针刀、注射针头、缝衣针、竹签等刺划之。常用的刺法有以下几种：

①缓刺：适用于肘窝、腘窝等部位放血；

②速刺：适用于四肢末端十二井穴和十宣穴等穴位放血；

③挑刺：用三棱针挑破细小静脉，挤出少量血液（1～3滴），适用于背部和耳后等处；

④围刺：围绕病痛区、肿处四周点刺放血；

⑤丛刺：用三棱针在某一较小部位，多次点刺，使之微出血；

⑥散刺：用于面积较大的部位，进行循环点刺，刺至皮肤发红充血为度。通过上述某一种刺法后，立即进行拔罐。一般要用火罐或药罐，酌情使用留罐法或闪罐法（以玻璃罐为宜）。

什么是**艾灸**拔罐法

艾灸拔罐法是指拔罐时配合艾灸的一种治病方法。凡属寒实证、虚寒证多用之，效果颇佳。目前，常用的有两种方法。一是拔罐后，再加用艾灸法灸之；二是罐灸同用。罐灸同用时，先取一竹筒，用每平方厘米50～100目的铁丝网（大小随竹筒大小而定）固定在竹筒内1/2高度处，令铁丝网底平，四周紧贴竹筒内壁上部，筒口圆边上加薄板钉上，以防铁丝网边缘刺手或烫手。再用薄板锯一块与筒口大小相同的盖子即成灸罐。灸罐的竹筒有三种，内径5～8厘米为小号，8～12厘米为中号，12～15厘米为大号，长度都是10厘米。

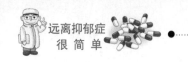
将灸罐置于需灸治的部位上（个别地方部位放不稳，可同患者协同固定），点燃2～3根3厘米长的艾条，横放在罐中网上，然后将盖子盖上（需留一空隙通气），罐中温度以患者能耐受为度。如患者感觉温度太高，可将盖子适当打开以散热，或将灸罐位置稍加移动。若患者感觉温度偏低，再点燃一段艾条放入罐内即可。其原理是利用罐具扣拔，使热力下达至皮肤，同时罐被吸住，而达到双重治疗的作用。

起罐的方法有哪些

起罐，是拔罐疗法过程中的最后一个操作步骤。根据使用罐具、排气方法不同，一般分为手工起罐法和自动起罐法两种。

→ **起罐方法**

（1）手工起罐法：此法为临床所常用。常规手法是用一手轻按罐具向左倾斜，另一手以食指和中指按住倾斜对方罐口处的皮肤（肌肉），使罐口与皮肤之间形成空隙，让空气进入罐内，吸力就会消失，则罐具自落。切不可硬拉或旋转罐具，以免损伤皮肤。

（2）自动起罐法：凡有自动起罐装置的罐具在起罐时，先卸掉气嘴上的螺丝帽，再抽气门芯，使空气从气嘴进入罐内则罐自落。

→ **起罐时间**

起罐时间要按病情的需要而定。如果遇到患者紧痛感特别难受，就可以提早起罐。如果患者感觉舒适，时间可以长些，按要求时间起罐。

→ **起罐顺序**

在起多个罐具时，要按拔罐先后顺序而定，原则是先拔先起，后拔后起，还要注意上下顺序，如在背部拔多个罐时，应按先上后下起罐。这样起罐，可防止发生头昏脑涨、恶心呕吐等不良反应。

→ **起罐后的局部处理**

起罐后，用消毒纱布（或干棉球）轻轻拭去罐斑处的小水珠、润滑剂、血迹等。若患者感到局部紧绷或不适，可适

当揉按一下；若皮肤干皱，可涂些植物油或凡士林。若配合割治、挑治时，起罐后宜用消毒敷料覆盖伤口，以防感染。如拔治疮痈时，常会拔出脓血，应预先在罐口周围填以脱脂棉或纱布，以免起罐时脓血污染衣服、被褥等，起罐后，擦净脓血，并对伤口进行适当处理。

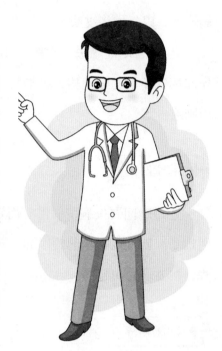

拔罐治疗抑郁症的

方法有哪些

→ 配穴方一

分两组：一为中脘、巨阙、风池、丰隆；二为曲池、环跳、阳陵泉、足三里。妇女产前产后发病，配太冲、三阴交；精神失常配人中、神庭、百会、合谷、内关；运动感觉障碍配合谷、外关；失语配百会、哑门、合谷；耳聋配百会、听宫；失明配攒竹、太阳。

方法：采用针刺后拔罐法。以精神失常为主者，取第一组穴；运动感觉障碍为主者，取第二组穴。先用毫针，第一组穴用泻法，第二组穴用平补平泻法。留针 20 ~ 30 分钟，出针后拔罐 15 分钟，配穴用平补平泻针刺。整日无睡意者，可拔罐后加按摩。

主治：抑郁症。

→ 配穴方二

肺俞、心俞、三焦俞、次髎、中脘、关元、三阴交。

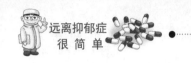
方法：采用针灸罐法。先用毫针做轻刺激，然后拔罐10～15分钟，起罐后，用艾条温灸中脘、关元。每3～4日治疗1次。

主治：抑郁症。

→ 配穴方三

分两组：一为大椎、心俞、肝俞；二为神道、脾俞、身柱。

方法：采用刺络拔罐法。交替使用，每次取一组穴。先用三棱针点刺各3～4下，再拔罐，留罐15分钟，每日1次。

主治：抑郁症。

→ 配穴方四

风府、大椎、陶道。狂证配人中、内关、丰隆、太冲；癫证配中脘、心俞、厥阴俞、脾俞、丰隆、内关。

方法：狂证用刺络拔罐法，癫证用单纯拔罐法，或针刺后拔罐法。均留罐15～20分钟，每日或隔日治疗1次，10次为1个疗程。

主治：抑郁症。

→ 配穴方五

分4组。一为第 2 ~ 3 胸椎中线两旁 1.4 厘米，以及第 3 ~ 4 胸椎；二为第 4 ~ 5 胸椎、第 5 ~ 6 胸椎；三为第 6 ~ 7 胸椎、第 7 ~ 8 胸椎；四为第 8 ~ 9 胸椎、第 9 ~ 10 胸椎。

方法：采用割治拔罐法。每次依顺序取一组穴，先上后下、先左后右，用手术刀尖横割穴位 1.5 厘米长，0.2 ~ 0.3 厘米深，用闪火法在刀口处拔闪罐 2 次，第一次出血量以 10 ~ 30 毫升为宜，第二次少量出血或不出血。起罐后将云南白药撒在刀口上，用敷料封盖，每隔 2 周 1 次。

主治：抑郁症。

→ 配穴方六

心俞、肝俞、厥阴俞、脾俞。狂证配风池、委中、太冲。

方法：采用单纯拔罐法。狂证采用刺络拔罐法，加点刺配穴放血。留罐 15 ~ 20 分钟。每日或隔日 1 次，10 次为 1 个疗程。

主治：抑郁症。

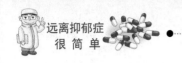

→ 配穴方七

太阳、神庭、风池、大椎。

方法：采用针刺后拔罐法。先用毫针刺 3 分钟，去针后，再用火罐拔之。留罐 10 ~ 15 分钟，每日 1 次。

主治：头痛。

→ 配穴方八

抑郁性的前额头痛取前额部位（阿是穴）；偏头痛取太阳（健侧）。

方法：采用单纯拔罐法。取火罐拔之，留罐 5 ~ 10 分钟，每日 1 次。

主治：抑郁性头痛。